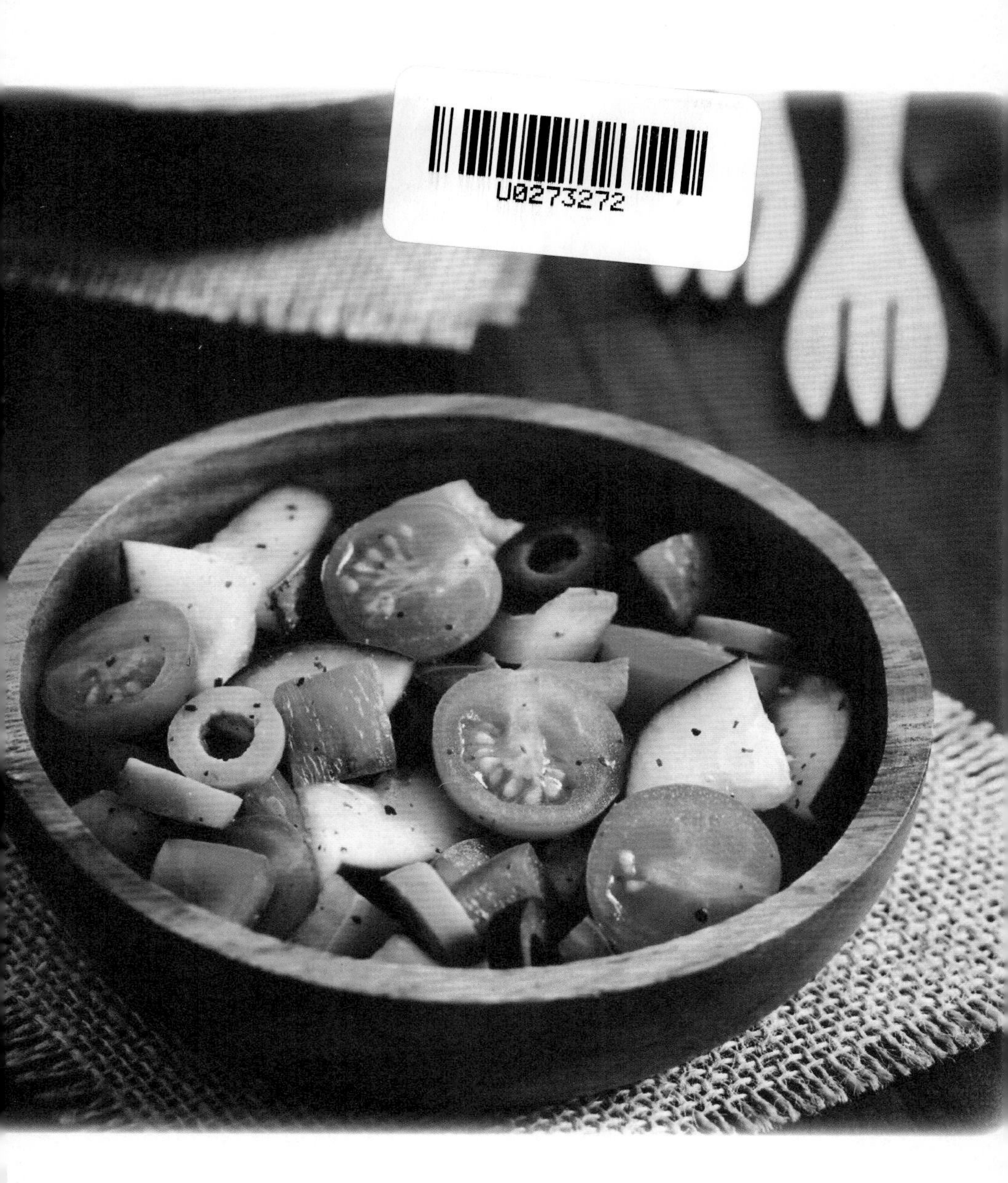

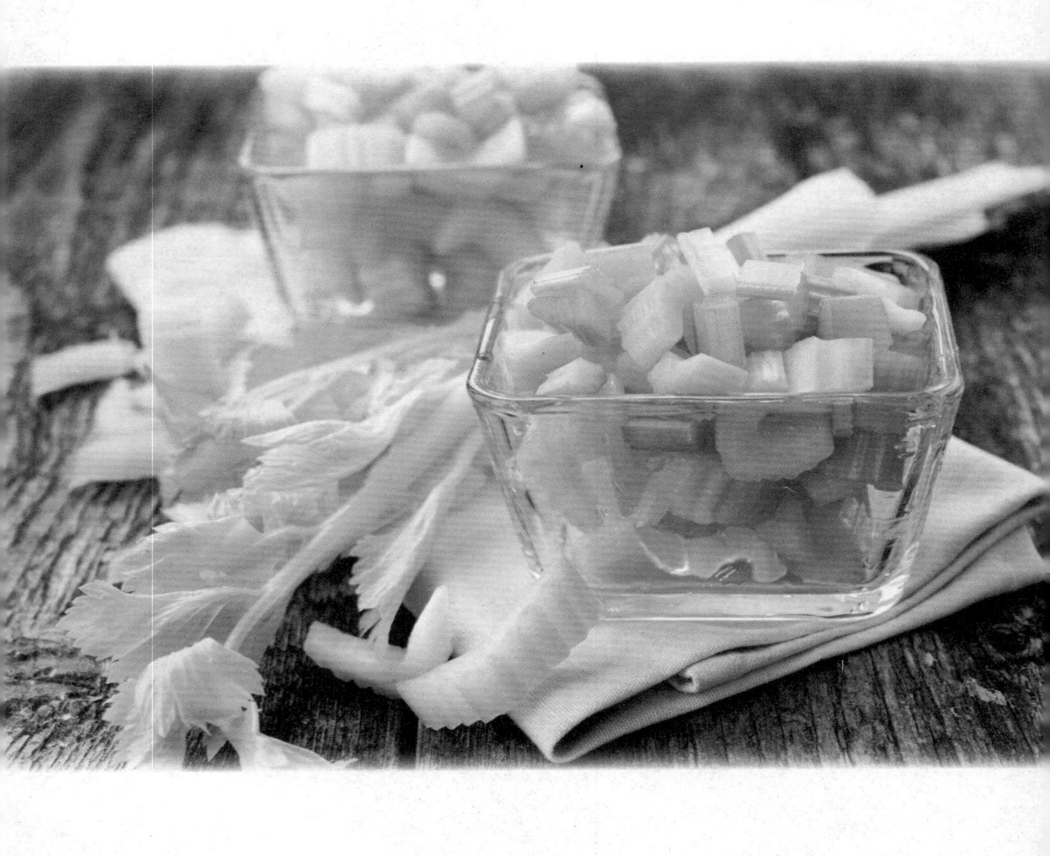

《脊柱伤病1000个为什么》丛书 | 总主编 韦以宗

第十五分册

脊柱食疗保健50个为什么

主编 潘东华 林廷文

中国中医药出版社
·北京·

图书在版编目（CIP）数据

脊柱食疗保健50个为什么 / 潘东华，林廷文主编 .—北京：中国中医药出版社，2018.12

（脊柱伤病1000个为什么）

ISBN 978 – 7 – 5132 – 5325 – 3

Ⅰ . ①脊… Ⅱ . ①潘…②林… Ⅲ . ①脊柱病 – 食物疗法 – 问题解答②脊柱 – 保健 – 问题解答 Ⅳ . ① R247.1–44 ② R681.5–44

中国版本图书馆CIP数据核字（2018）第252802号

中国中医药出版社出版

北京市朝阳区北三环东路28号易亨大厦16层

邮政编码 100013

传真 010-64405750

廊坊市祥丰印刷有限公司印刷

各地新华书店经销

开本 880 × 1230 1/32 印张 2.75 字数 48千字

2018年12月第1版 2018年12月第1次印刷

书号 ISBN 978 – 7 – 5132 – 5325 – 3

定价 29.80元

网址 www.cptcm.com

社 长 热 线 010–64405720

购 书 热 线 010–89535836

维 权 打 假 010–64405753

微信服务号 zgzyycbs

微商城网址 https://kdt.im/LIdUGr

官 方 微 博 http://e.weibo.com/cptcm

天猫旗舰店网址 https://zgzyycbs.tmall.com

如有印装质量问题请与本社出版部联系（010-64405510）

《脊柱伤病1000个为什么》丛书编委会

总主编　韦以宗

第一分册主编　梁倩倩　李晨光

第二分册主编　安　平　谭树生　郭勇飞

第三分册主编　杨宗胜　郑黎光　陈世忠

第四分册主编　张盛强　关宏刚

第五分册主编　王秀光　王慧敏

第六分册主编　林远方　康　雄　林　峰

第七分册主编　张　琥　赵　帅

第八分册主编　韦春德　应有荣　王　刚

第九分册主编　梅　江　王云江　韦松德

第十分册主编　高　腾　陈剑俊　吴　宁

第十一分册主编　任　鸿　戴国文

第十二分册主编　田新宇　杨书生

第十三分册主编　王　松　张汉卿　张国仪

第十四分册主编　陈文治　吴树旭

第十五分册主编　潘东华　林廷文

学术秘书　王秀光（兼）　杨淑雯　韦全贤

评审专家　（按姓氏笔画排序）

王秀光　韦春德　李俊杰　吴成如

邹　培　陈文治　林远方

第十五分册
《脊柱食疗保健50个为什么》
编委会

总 主 编　　韦以宗

主　　编　　潘东华　林廷文

副 主 编　　杨淑雯　麻浩珍　顾　膺　乔朝辉
　　　　　　祁俊丽（日本）

编　　委　　（按姓氏笔画排序）
　　　　　　田亚伟　何　攀　柯莎菲　高　晴
　　　　　　薛娟娟

制　　图　　高　晴　林诗晴

评审专家　　李俊杰　林远方　王秀光

《脊柱伤病1000个为什么》是一套科普作品，向大众普及人体脊柱解剖结构、运动功能、运动力学知识及常见脊柱伤病的病因病理和诊断治疗、功能锻炼、预防养生的基本知识，共15分册，即《脊柱解剖名词120个为什么》《脊柱运动与运动力学100个为什么》《脊椎错位是百病之源70个为什么》《脊椎骨折80个为什么》《颈椎病86个为什么》《椎间盘突出84个为什么》《胸背痛30个为什么》《青少年脊柱侧弯64个为什么》《腰椎管狭窄症54个为什么》《腰椎滑脱48个为什么》《下腰痛30个为什么》《青年妇女腰胯痛30个为什么》《脊椎骨质疏松54个为什么》《脊柱保健练功100个为什么》《脊柱食疗保健50个为什么》。

2016年10月25日，中共中央国务院发布《健康中国2030规划纲要》指出："大力发展中医非药物疗法，使其在常见病、多发病和慢性病防治中发挥独特作用。""到2030年，中医药在治未病中的主导作用……得到充分发挥。”[①]

新版《中华人民共和国职业大典》新增的专业——中医整脊科，正是以“调曲复位为主要技术”的非药物疗法。该学科对人类脊柱运动力学的研究，揭示的脊柱后天自然系统，将在防治脊柱常见病、多发病和慢性病以及治未病中起到独特作用和主导作用。

一、脊柱与健康

当前，颈腰病已严重威胁人类的健康，世界卫生组织已将颈椎病列为十大危害人类健康之首。据有关资料表明，颈腰病年发病率占30%。在老年人疾病中，颈腰病占43%，并波及青少年。据调查，有18.8%的青少年颈椎生理曲度消失、活动功能障碍。

脊柱可以说是人体生命中枢之一，它包括了人体两大系统，即骨骼系统的中轴支架和脊髓神经系统。除外自身疾病，人体的器官（除大脑之外）几乎都受脊髓神经系统的支配。所以，美国脊骨神经医学会研究证明，人体有108种疾病是脊椎错位继发。

① 《中国中医药报》2017年8月7日发表的“中医整脊学：人类脊柱研究对健康的独特作用”。

当今，危及人类生命的肿瘤与癌症，一般多认为是免疫功能障碍所致。中医学将人类的免疫功能称为“阳气”，“阳气者，若天与日，失其所，则折寿而不彰”（《素问·生气通天论》）。而位于脊柱的督脉总督阳经，是“阳脉之海”（《十四经发挥》）。可见，脊柱损伤，不仅自身病变，而且骨关节错位，导致脊神经紊乱而诱发诸多疾病。脊椎移位，督脉受阻，阳气不彰（免疫功能下降），可导致危及生命的病症。因此，脊柱的健康也是人体的健康。

二、中医整脊学对人类脊柱的研究

中医对人体生命健康的认知，是“道法自然”“天人合一”的，对脊柱的认识是整体的、系统的、动态的。伟大的科学家钱学森说过：“系统的理论是现代科学理论里一个非常主要的部分，是现代科学的一个重要组成部分。而中医理论又恰恰与系统论完全融合在一起。”系统论的核心思想是整体观念。钱学森所指的中医系统论，不仅仅局限在人体的系统论，更重要的是天人合一的自然整体观。

系统在空间、时间、功能、结构过程中，没有外界特定干预，这个系统是“自然组织系统”，又称“自组织系统”。人体生命科学的基本概念是“稳定地联系构成系统的结构，保障系统的有序性”。美国生理学家 Cannon 称为生命的稳态系统，即人体是处在不断变化的外环境中，机体为了保证细胞代谢的正常进行，必须要求机体内部有一个相对稳定的内环境。人类脊柱稳态整体观，表现在遗传基因决定的脊柱骨关节系统、脊髓脊神经系统和附着在脊柱的肌肉韧带系统的有序性。

我们将遗传基因决定形成的系统，称为“脊柱先天自然系统”，即“先天之炁”。如果说，脊柱先天自然系统是四足哺乳动物共同特征的话，中医整脊学对人类脊柱的研究，则揭示了人类特有的“脊柱后天自然系统”，即“后天之气”。

中医整脊学研究证明，人类新生儿脊柱与四足哺乳动物脊柱是一个样的，即没有颈椎和腰椎向前的弯曲。当儿童 6 个多月坐立后，出现腰椎向前的弯曲（以下简称“腰曲”）；当 1 周岁左右站立行走后，颈椎向前的弯曲（以下简称“颈曲”）形成。颈曲和腰曲形成至发育成熟，使人类的脊柱矢状面具备 4 个弯曲——颈曲、胸曲、腰曲和骶曲。这四个弯曲决定了附着脊柱的肌肉韧带的序列，椎管的宽度，脊神经的走向，脊柱的运动功能，乃至脏腑的位置，这是解剖生理的基础。特别是腰曲和颈曲，是人类站立行走后功能决定形态的后天脊柱自然系统组成部分。中医整脊学称之为“椎曲论”，即颈腰椎曲是解剖生理的基础、病因病理的表现、诊断的依据、治疗的目标和疗效评定的标准，是中医整脊科的核心理论之一。

中医整脊学对人类脊柱研究发现另一个后天自然系统，是脊柱四维弯曲体圆运动规律。人类站立在地球上，脊柱无论从冠状面或矢状面都有一中轴线——圆心线。颈椎前有左右各一的斜角肌，后有左右各一的肩胛提肌和斜方肌；腰椎前有左右各一的腰大肌，后有左右各一的竖脊肌。这四维肌肉力量维持脊柱圆运动，维持系统的整体稳态。

由于系统是关联性、有序性和整体性的，对于脊柱整体而言，腰椎是结构力学、运动力学的基础。腰椎一旦侧弯，下段胸椎反向侧弯，上段胸椎又转向侧弯，颈椎也反侧弯；同样，腰曲消失，颈曲也变小，如此维持中轴平衡。

中医整脊学研究人类脊柱发现的脊柱后天自然系统，还表现在脊柱圆筒枢纽的运动力学，以及脊柱轮廓平行四边形平衡理论上。脊柱的运动是肌肉带动头颅、胸廓和骨盆三大圆筒，通过四个枢纽关节带动椎体小圆筒产生运动的。脊柱轮廓矢状面构成一个平行四边形几何图像，从而维持其系统结构的关联性、有序性和整体性。

三、疾病防治的独特作用和主导作用

脊柱疾病的发生，就是脊柱系统整体稳态性紊乱。整体稳态性来源于生命系统的协同性，包括各层次稳态性之间的协同作用。脊柱先天性自然系统的稳态失衡，来源于后天自然系统各层次稳态性协同作用的紊乱。根据系统整体稳态的规律，我们发掘整理中医传统的非药物疗法的正脊骨牵引调曲技术，并通过科学研究，使之规范化，成为中医整脊独特技术。以此非药物疗法为主要技术的中医整脊学，遵循所创立的“理筋、调曲、练功”三大治疗原则，“正脊调曲、针灸推拿、内外用药、功能锻炼”四大疗法，以及“医患合作、筋骨并重、动静结合、内外兼治、上病下治、下病上治、腰痛治腹、腹病治脊”八项措施的非药物疗法为主的中医整脊治疗学。调曲复位就是改善或恢复脊柱的解剖生理关系，达到对位、对线、对轴的目的。

根据脊柱后天自然系统——脊柱运动力学理论指导形成的中医整脊治疗学，成为脊柱常见病、多发病和慢性病共25种疾病的常规疗法，编进《中医整脊常见病诊疗指南》。更重要的是，中医整脊非药物疗法为主的治疗技术，遵循系统工程的基本定律，即“系统性能功效不守恒定律”，是指系统发生变化时，物质能量守恒，但性能和功效不守恒，且不守恒是普遍的、无限的。其依据是：由物质不灭定律和能量守恒定律可知，系统内物质、能量和信息在流动的过程中物质是不灭的、能量是守恒的，而反映系统性能和功效的信息，因可受干扰而失真、放大或缩小，以至湮灭，故是不守恒的。

脊柱疾病的发生，是后天自然系统整体稳态（性能和功效）失衡，影响到先天自然系统的物质和能量（骨关节结构、神经、血液循环和运动功能）紊乱，进而发生病变。中医整脊学非药物为主的治疗方法，就是调整后天自然系统的性能和功效，维护先天自然系统的物质和能量（不损伤和破坏脊柱骨关节结构等组织），是真正的“道法自然”的独特疗法，也必将在脊柱病诊疗中起到主导作用。

另一方面，中医整脊在研究人类脊柱圆运动规律中，发现青年人端坐 1 小时后，腰曲消失，颈曲也变小，证明脊柱伤病的主要病因是“久坐”导致颈腰曲紊乱而发生病变，因此提出避免“久坐”，并制订“强身健脊十八法”体操，有效防治脊柱伤病。脊柱健，则身体康。中医整脊学对人类脊柱的研究，在治未病中的主导作用，必将得到充分发挥 .。

综上所述，《脊柱伤病 1000 个为什么》丛书将有助于广大读者了解自身的脊柱，以及脊柱健康对人体健康的重要性，进而了解脊柱常见疾病发生和防治的规律，将对建设健康中国、为人类的健康事业做出贡献。

世界中医药学会联合会脊柱健康专业委员会
会长　韦以宗
2018年8月1日

一 保健篇

二 体质篇

三 疾病篇

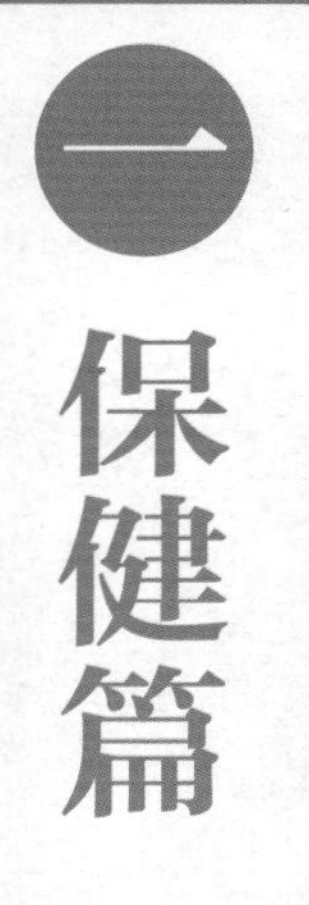

一 保健篇

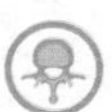

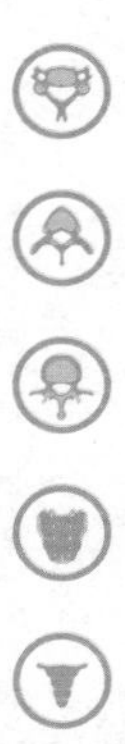

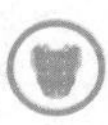

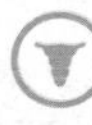

1. 为什么食疗能预防和治疗脊柱疾病？

答：自古就有“药食同源”的说法，即认为中药与食物的起源是一致的。我国现存最古老的药物著作《神农本草经》中，食物类药物占据了很大的比例。食疗是中国传统饮食和传统医学的重要内容，是以中医理论为基础，结合个体差异、四季时令、地理环境等进行辨证施食，从而达到保健和治疗的效果。

脊柱是由 24 块椎骨、1 块骶骨、1 块尾骨及起连接作用的椎间盘、关节和韧带构成（图 1、图 2、图 3）。脊柱靠肌肉韧带维持中轴平衡和产生运动。脊柱的疾病就是椎骨、骨连结和肌肉的疾病。中医学认为，肾主骨，脾主肉，肝主筋，脊柱的中间是“阳脉之海”的督脉，两旁是足太阳膀胱经，

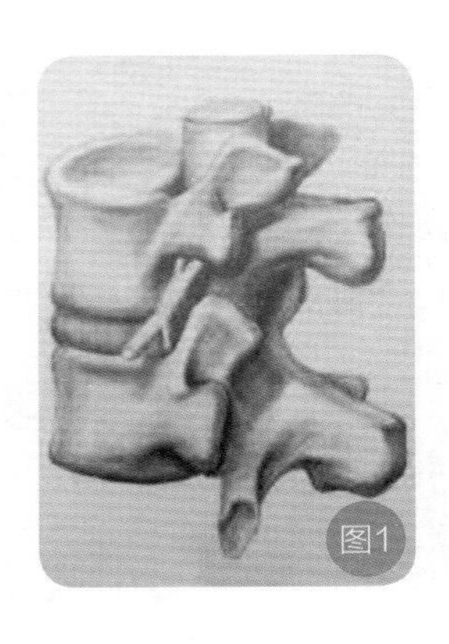
图1

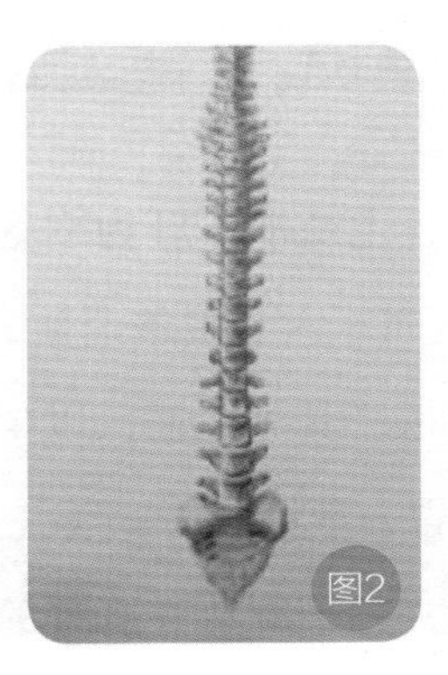
图2

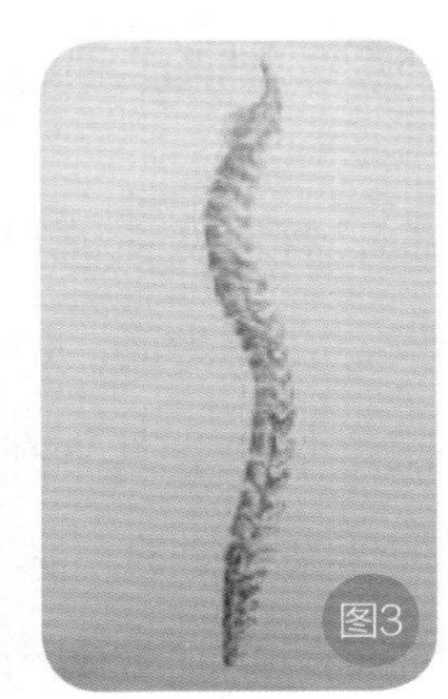
图3

所以脊柱的食疗保健主要是从扶阳气、通经络、补肝肾、强筋骨、养气血、调脾胃来达到预防和治疗脊柱相关疾病。补肝肾可以调筋骨，扶阳气通经络可以通督脉和膀胱经，调脾胃可以壮肌肉，所以说食疗是脊柱保健行之有效而又没有毒副作用的好方法（图 4）。

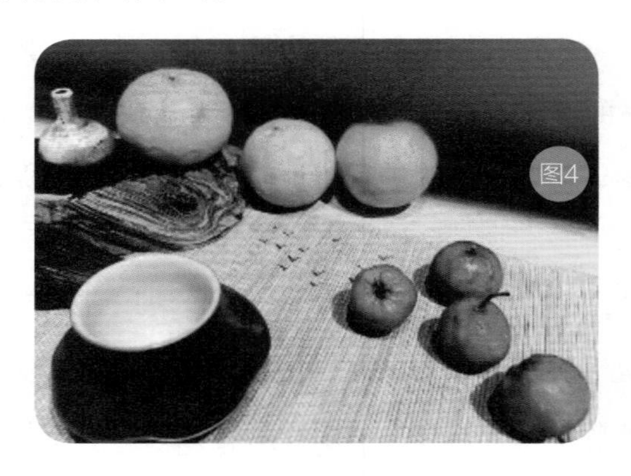
图4

（林廷文）

2. 为什么多吃养肝食品能强壮脊柱？

答：肝主藏血，主疏泄，肝为刚脏，体阴而用阳，主生发，在体为筋。《素问·六节藏象论》曰："肝者，罢极之本，魂之居也。其华在爪，其充在筋，以生气血。""诸筋者，皆属于节。""食气入胃，散精于肝，淫气于筋。"以上均说明经筋的运动强健有力，赖于肝血和肝气的濡养。而我们人体的脊柱是由骨和骨连结所构成，包裹在椎骨外面的筋膜、韧带起着连接、固定、营养骨头及提供动力的作用。所以要想脊柱强壮，就必须养好肝，肝好则筋壮，筋者人之经络也，骨节之外、肌肉之内，四肢百骸，无处非筋，联络周身，通行血脉，而为精神之外辅，如人肩之能负，手之能摄，足之能履，通身之活泼灵动者皆筋之挺然也，筋壮则骨强。

常用养肝食品：枸杞子、当归、黄芪、韭菜、菠菜、茴香苗、山楂（图 5）、佛手（图 6）、西红柿、芹菜、柑橘、小麦、桑椹、黄精、芝麻、蹄筋等。

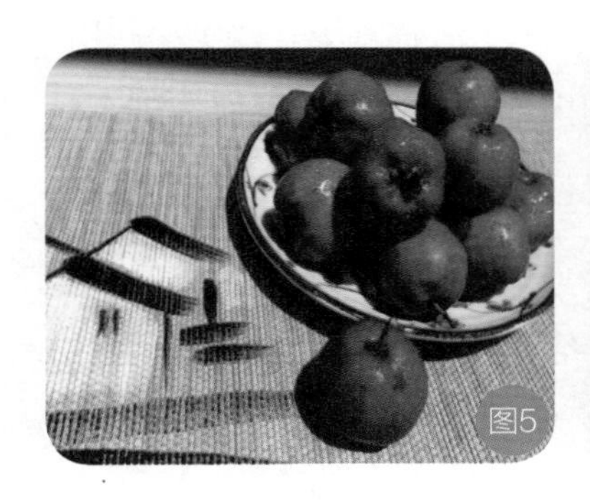
图5

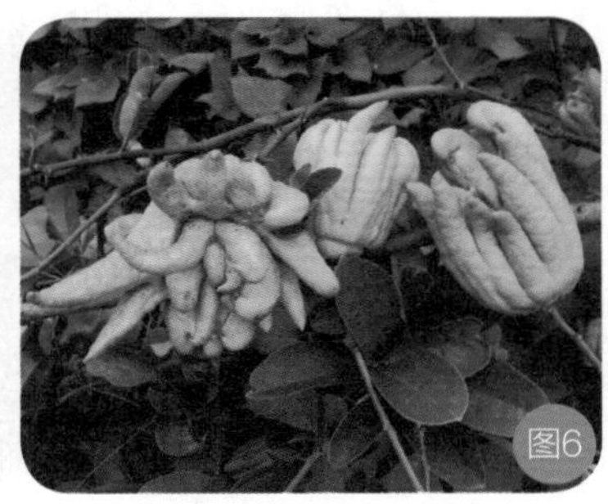
图6

常用食疗方：枸杞陈皮茶、枸杞子山药芝麻糊、枸杞子当归上汤菠菜、茴香苗饺子、小麦大枣粥、西红柿蛋花汤、芹菜炒山药、枸杞当归炖蹄筋等（图 7、图 8）。

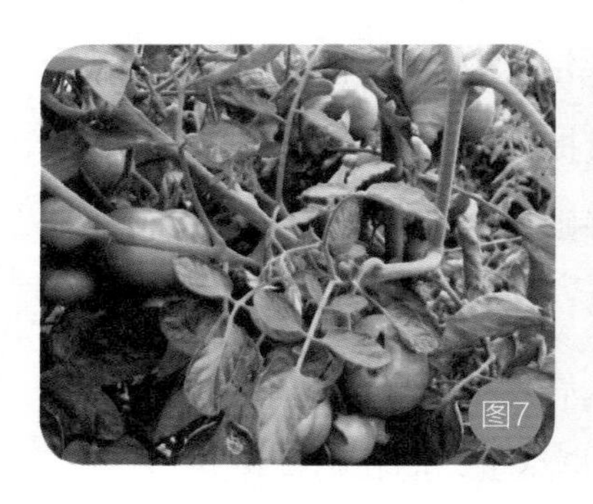
图7

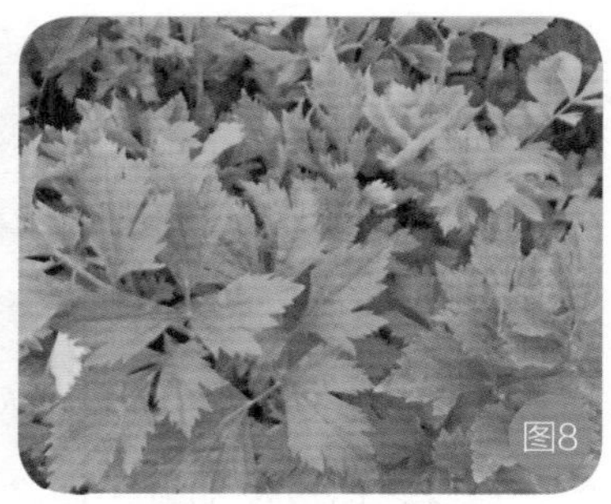
图8

（林廷文）

3. 为什么常吃扶阳通督脉的食品能预防脊柱疾病?

答：督脉是奇经八脉之一，位于后背脊中，起于小腹内，下出会阴部，向后行于脊柱的内部，上达项后风府，进入脑内。《难经·二十八难》曰："督脉者，起于下极之俞，并于脊里，上至风府，入属于脑。"督脉通过大椎穴与手足三阳经相联系，与肾相络，手足三阳经的阳热之气从大椎汇入督脉，故督脉为阳脉之海，总督一身之阳气，主神志病，热病，腰骶、背、头项部疾病及相应的内脏疾病。督脉保健的常用穴位有长强、腰阳关、命门、筋缩、至阳、身柱、大椎、风府、百会，从这些穴位可以看出督脉充满阳刚之气，所以只要督脉中阳气旺盛，经脉通畅，就可以预防和治疗脊柱相关疾病（图9）。

常用的扶阳气、通督脉的药食同源之品有：生姜、干姜、鹿茸、牛膝、葱、巴戟天、杜仲、海马、肉桂、韭菜、韭菜子、羊肉、核桃、茴香、鳝鱼等。

常用食疗方有：枸杞子苁蓉酒、生姜枸杞子炖羊肉、干姜红枣茶、核桃山药生姜红枣黑米粥、韭菜炒鸡蛋等（图 10、图 11）。

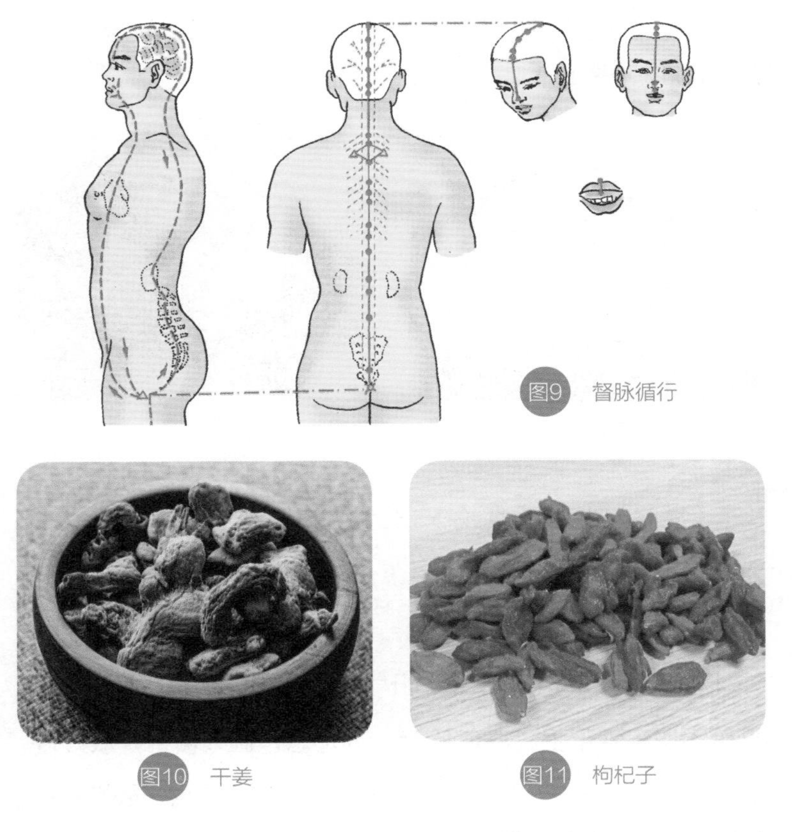

图9 督脉循行

图10 干姜

图11 枸杞子

（何攀、乔朝辉、林廷文）

4. 为什么中老年人寒凉性食品不能多吃？

答：脊柱保健的首要任务就是扶阳气、通督脉、补肝肾、强筋骨。人到中年后气血开始衰弱，颈肩痛、腰酸腿疼等脊柱病开始出现，这个时候饮食习惯就应该科学合理地搭配，多吃温阳通督脉、补肝肾强筋骨之食品，少吃寒凉伤阳气之品（图 12、图 13）。

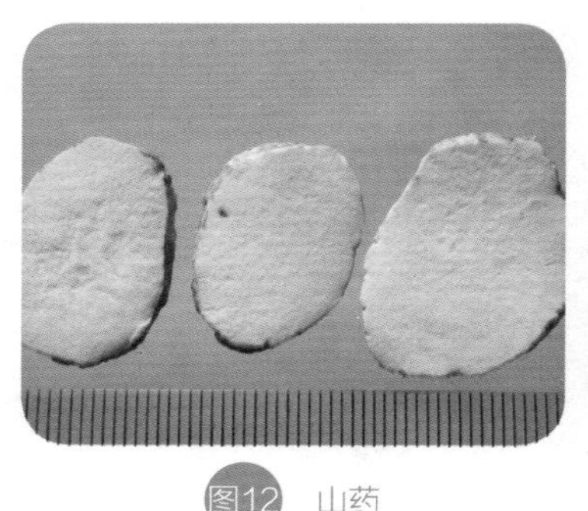

图12 山药

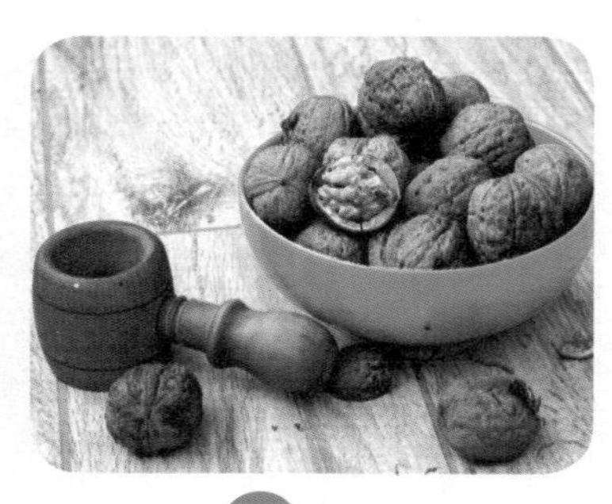

图13 核桃

《素问 · 上古天真论》曰："五八，肾气衰，发堕齿槁；六八，阳气衰竭于上，面焦，发鬓颁白；七八，肝气衰，筋不能动，天癸竭，精少，肾脏衰，形体皆极；八八，则齿发去。"《灵枢 · 天年》曰："五十岁，肝气始衰，肝叶始薄，胆汁始减，目始不明。六十岁，心气始衰，苦忧悲，血气懈惰，故好卧。七十岁，脾气虚，皮肤枯。八十岁，肺气衰，魄离，故言善误。九十岁，肾气焦，四脏经脉空虚。百岁，五脏皆虚，神气皆去，形骸独居而终矣。”所以，中老年人不能多吃寒凉性食品，要注意固护元阳。多吃枸杞子、核桃、黑芝麻、黑豆、山药、韭菜（图 14）、生姜、红枣这类温补食品，有益脊柱保健。

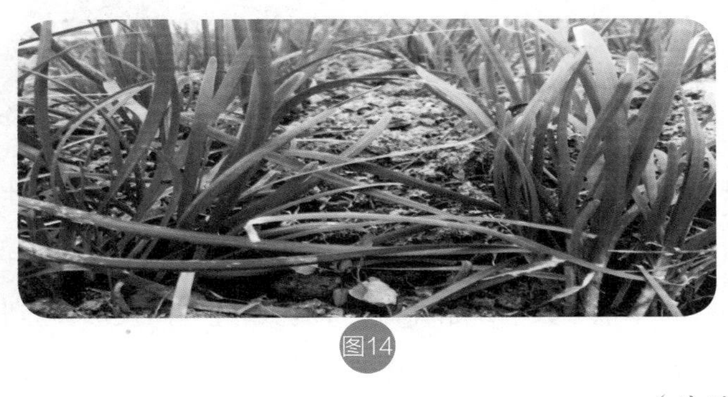

图14

（林廷文）

5. 为什么颈椎病患者要多吃生津发散之食品?

答：除去骶椎和尾椎，人体有 24 块脊椎骨，其中颈椎 7 块、胸椎 12 块、腰椎 5 块；天有 24 节气，分别是立春、雨水、惊蛰、春分、清明、谷雨、立夏、小满、芒种、夏至、小暑、大暑、立秋、处暑、白露、秋分、寒露、霜降、立冬、小雪、大雪、冬至、小寒、大寒。根据天人合一的原理，24 块脊椎骨对应 24 节气，所以颈椎的保健当顺应春天的节气来调养（图 15）。

《素问 · 四气调神大论》曰：“春三月，此谓发陈，天地

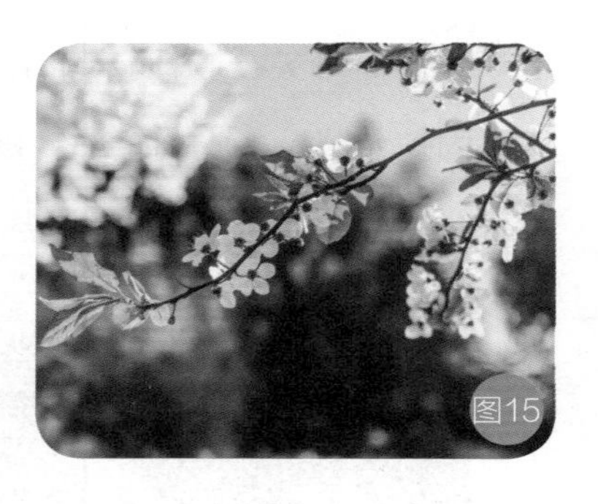
图15

俱生，万物以荣，夜卧早起，广步于庭，被发缓形，以使志生，生而勿杀，予而勿夺，赏而勿罚，此春气之应，养生之道也。”春气是给万物带来生机的季节，当自然界阳气开始生发之时，人体内的阳气也顺应自然向上向外升发。春天所对应的脏腑是肝胆，五行属木，所以颈椎的食疗保健应当多吃辛散升发、疏肝柔筋之品。通过升阳发散，养肝柔筋来达到养护和治疗颈椎疾病的目的。

常用的药食同源之品有：葛根、木瓜、生姜、韭菜、薄荷（图 16）、乌梅、橘皮、山楂（图 17）等。

常用食疗方有：葛根木瓜汤、生姜薄荷水、橘皮山楂茶、姜丝葱花菠菜粥、陈醋辣椒凉拌黄瓜等。

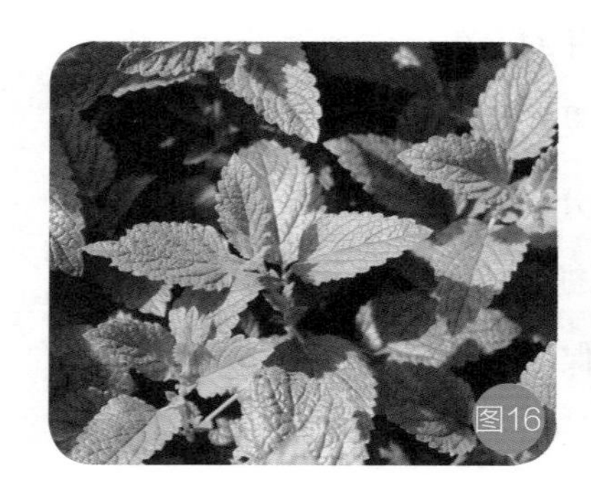
图16

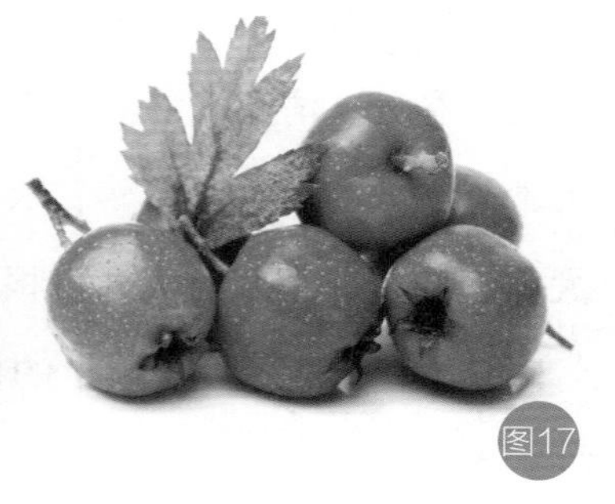
图17

（林廷文）

6. 为什么患胸椎疾病要多吃理气祛湿食品?

答：12块胸椎对应的是小满到立冬这12个节气，属夏秋两季，所对应的脏腑是心肺和脾胃。

《素问·四气调神大论》曰：“夏三月，此谓蕃秀，天地气交，万物华实，夜卧早起，无厌于日，使志无怒，使华英成秀，使气得泄，若所爱在外，此夏气之应，养长之道也。”“秋三月，此谓容平，天气以急，地气以明，早卧早起，与鸡俱兴，使志安宁，以缓秋刑，收敛神气，使秋气平，无外其志，使肺气清，此秋气之应，养收之道也。”暑夏炎热，阳气充盛，枝繁叶茂，暑多夹湿，湿为阴邪，其性重着黏滞，易伤脾胃和心气；秋高气爽，秋天凉燥的气候容易影响肺的肃降和宣发功能。

通常胸椎疾病的产生除了局部酸胀麻痛不适之外，往往还伴有胸闷、胸痛、气喘、胃脘胀痛等心肺和脾胃疾病的一些湿阻气机的临床症状，故胸椎的食疗保健要以理气宽胸、祛湿化痰为主，通过合理的食疗调理不但胸椎局部的症状能得到改善或者消失，胸腹部的脏腑症状也会随之好转。

常用的药食同源之品有：陈皮、春砂仁、薤白、白豆蔻、五指毛桃、土茯苓、扁豆、沉香、萝卜、卷心菜、薏苡仁（图18）、赤小豆（图19）、川贝等。

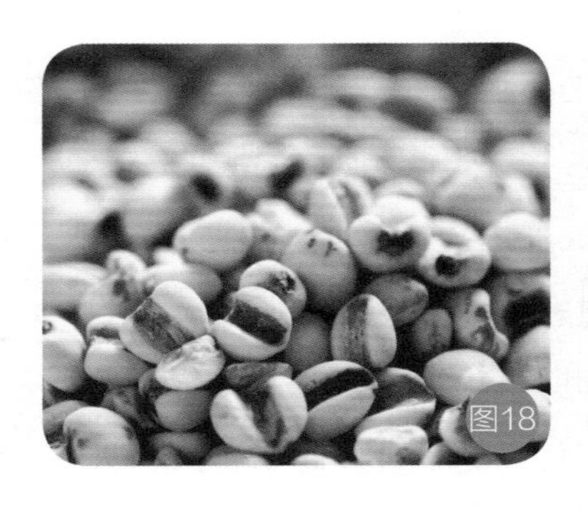
图18

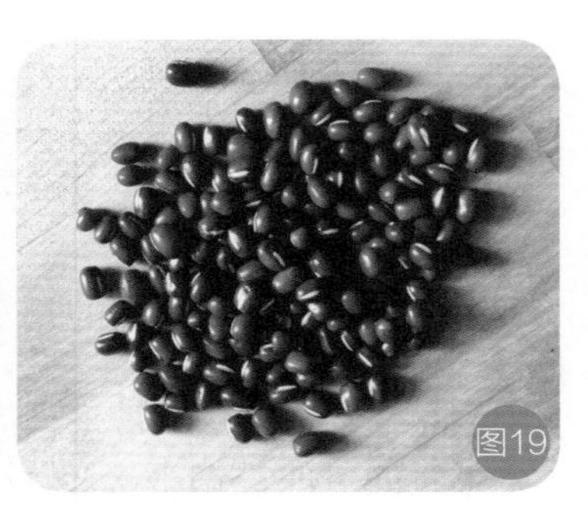
图19

常用食疗方有：橘皮泡茶（图 20）、五指毛桃鸡骨草煲猪横脷、姜汁陈皮小米粥（图 21）、陈皮川贝水、丹参砂仁泡茶、胡椒萝卜煲筒骨等。

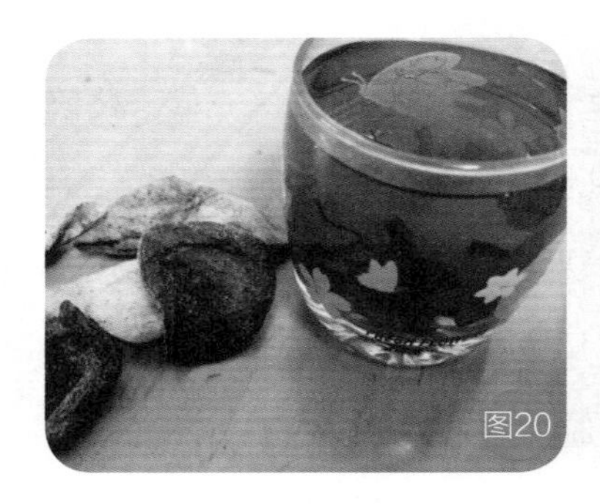
图20

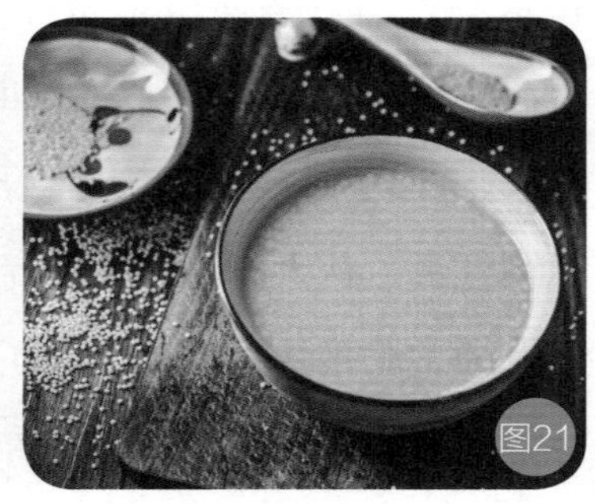
图21

（林廷文）

7. 为什么患腰骶疾病要多吃温阳补肾、祛寒食品?

答：腰骶椎所对应的季节是从小雪到大寒这 6 个节气。《素问 · 四气调神大论》曰：“冬三月，此谓闭藏，水冰地坼，

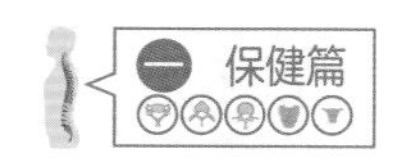

无扰乎阳，早卧晚起，必待日光，使志若伏若匿，若有私意，若已有得，去寒就温，无泄皮肤，使气亟夺，此冬气之应，养藏之道也。”此时天寒地冻，阳气内潜，所以阳气不足的患者，都会有腰部发凉的感觉。在腰部有一个很重要的穴位“命门穴”（图 22），命门内含有命门真阳，五脏六腑及整个人体的生命活动都由它激发和主持，因而称之为“命门火”。命门火衰的人会出现腰酸、腰痛、四肢冰凉等症状。

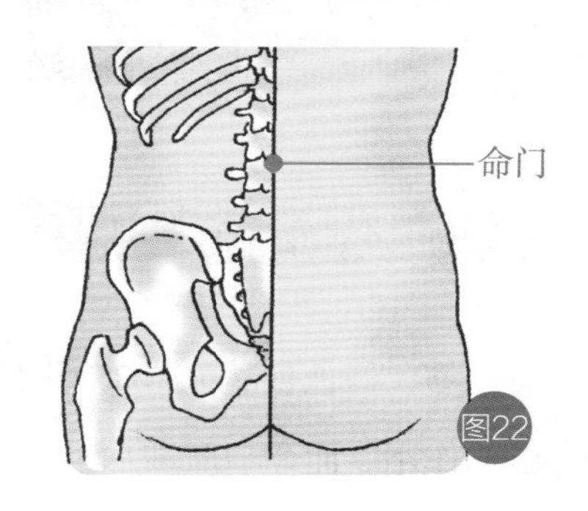

图22

另外，《素问》还说“腰者，肾之府”，充分说明腰乃阴阳之本，生命之源，故常服温阳补肾祛寒之食品，对腰骶部疾病能起到预防和治疗的作用。

常用的药食同源之品有：干姜、肉桂、羊肉、茴香、鹿茸、核桃、杜仲、韭菜、海马、黄精等。

常用食疗方有：鹿茸炖鸡、生姜肉桂炖羊肉、核桃山药粥（图 23）、韭菜炒鸡蛋、黄精煲鸡汤（图 24）、干姜人参茶、姜汁羊肉粥等。

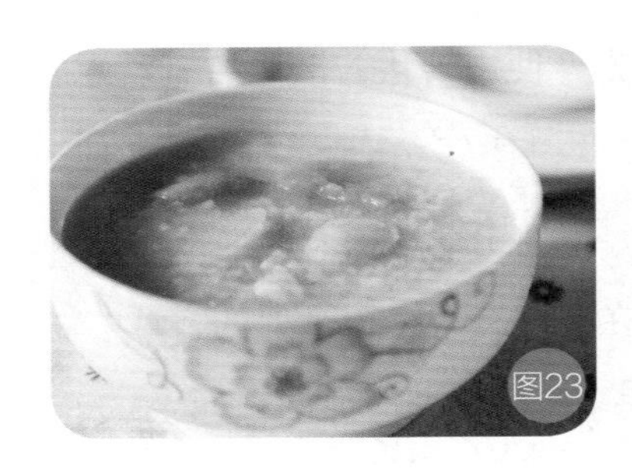
图23

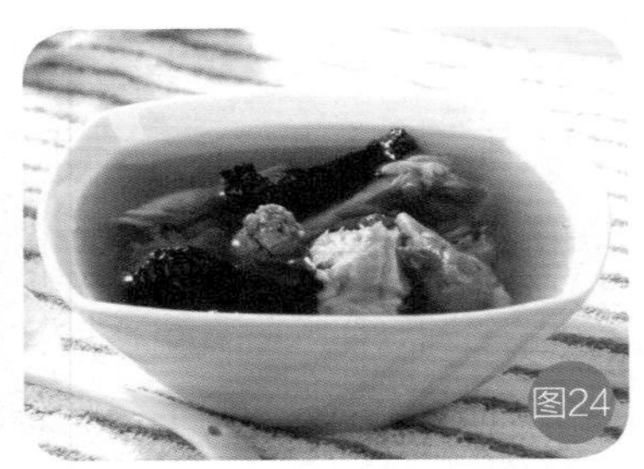
图24

（林廷文）

8. 为什么脊柱保健要多吃红色水果蔬菜及药食同源的食品？

答：红色食品（图25、图26）一般都有活血补血和温阳通脉的作用。而颈肩腰腿痛离不开两点：一是不通则痛，二是不荣则痛。活血则经脉通，补血则筋骨荣，温阳助血行、促血生。

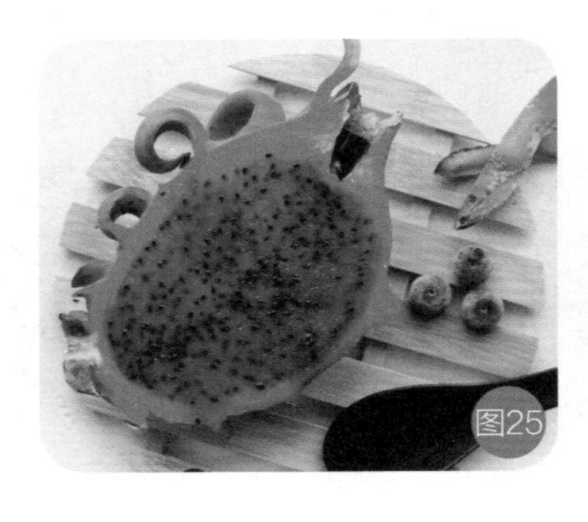
图25

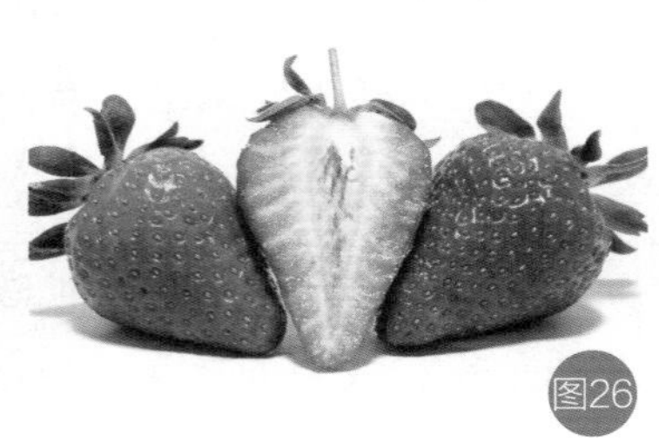
图26

《灵枢·决气》曰："何谓血？岐伯曰：中焦受气取汁，变化而赤，是谓血。何谓脉？岐伯曰：壅遏营气，令无所避，是谓脉。"《灵枢·本脏》曰："人之血气精神者，所以奉生而周于性命者也；经脉者，所以行血气而营阴阳、濡筋骨、利关节者也；卫气者，所以温分肉、充皮肤、肥腠理、司关阖者也……是故血和则经脉流行，营复阴阳，筋骨劲强，关节清利矣；卫气和则分肉解利，皮肤调柔，腠理致密矣……寒温和则六腑化谷，风痹不作，经脉通利，肢节得安矣。”说明了气血经脉对机体的作用机理。所以要想脊柱健康就要多吃红色食品，活血补血，温经通络，使脊柱得以温养通利。

常用的红色食品有：枸杞子、红枣（图 27）、红山楂、丹参、红豆（图 28）、红衣花生、红荔枝、红番薯、红辣椒、红樱桃、红葱头、红番茄等。

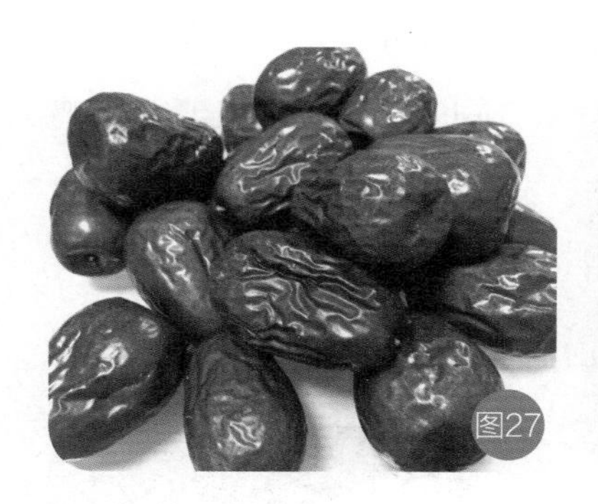
图27

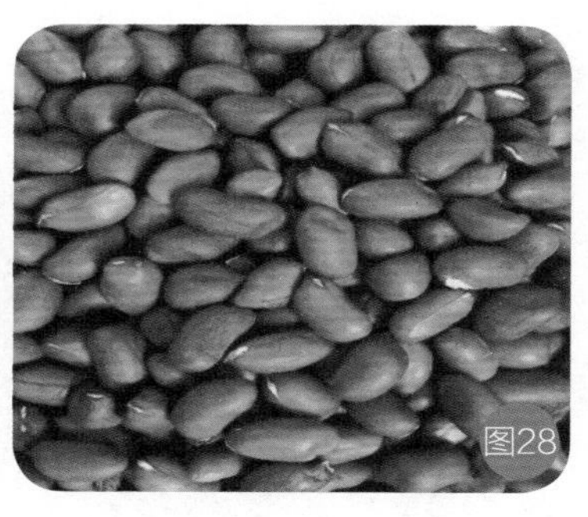
图28

（薛娟娟、乔朝辉、林廷文）

9. 为什么脊柱保健要调理脾胃?

答：脾胃乃后天之本，脾主运化，主升清，主肉，其华在唇，是气血生化之源，并将水谷精微等营养物质上输于心肺，通过心肺的作用化生气血，以营养全身。

《素问·痿论》曰："论言治痿者独取阳明，何也？岐伯曰：阳明者，五脏六腑之海，主润宗筋，宗筋主束骨而利机关（关节）也。"《素问·太阴阳明论》曰："脾脏者，常著胃土之精也，土者，生万物而法天地，故上下至头足，不得主时也。"以上均说明脾胃对躯干及四肢百骸的健康起关键作用。如果胃不能受承化物，则脾无精可布；如果脾不能为胃行其津液，那么就会出现气日以衰，脉道不利，筋骨肌肉皆无气以生，而导致疾病的发生。因此，脊柱保健少不了调理脾胃。

常用健脾胃的药食同源之品有：山楂、茯苓、麦芽、人参、海参、玉米（图29）、山药、陈皮、肉豆蔻、生姜、鸡内金、薏米、高良姜、猴头菇、菠萝、柠檬、草莓、猕猴桃（图30）、芋头、胡萝卜（图31）等。

常用调理脾胃食疗方有：山药薏米粥、胡椒煲猪肚、人参

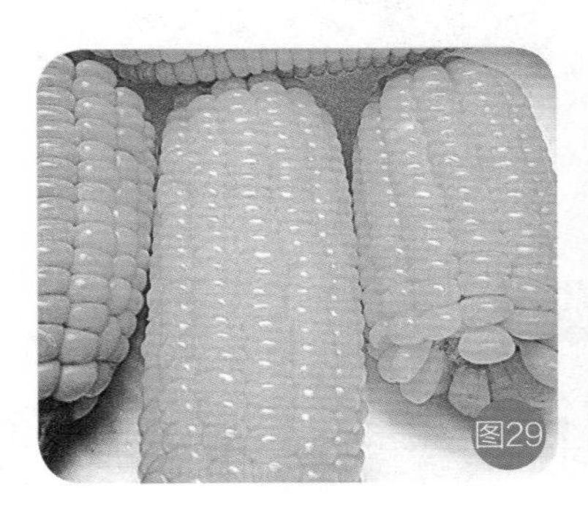
图29

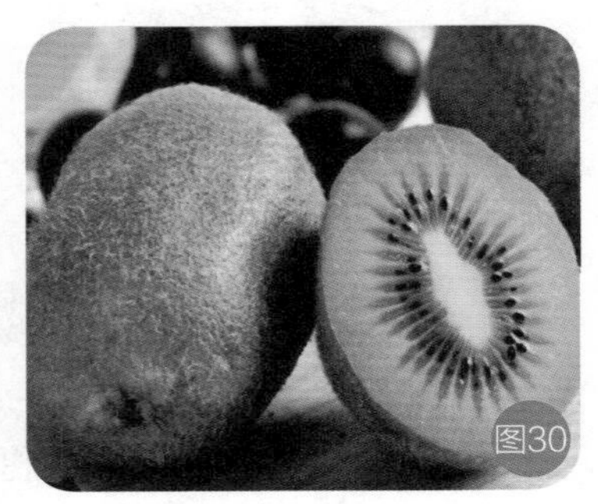
图30

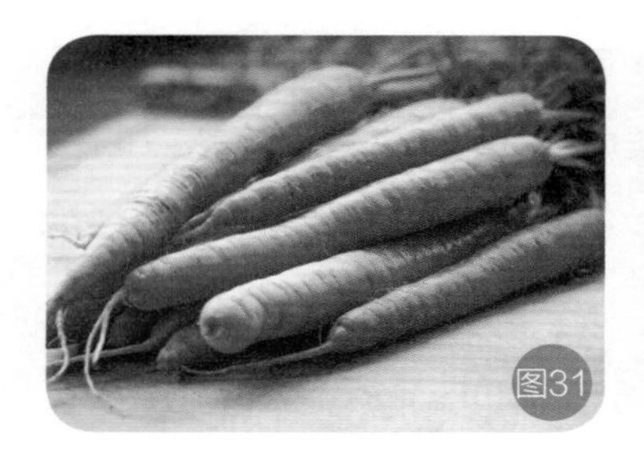
图31

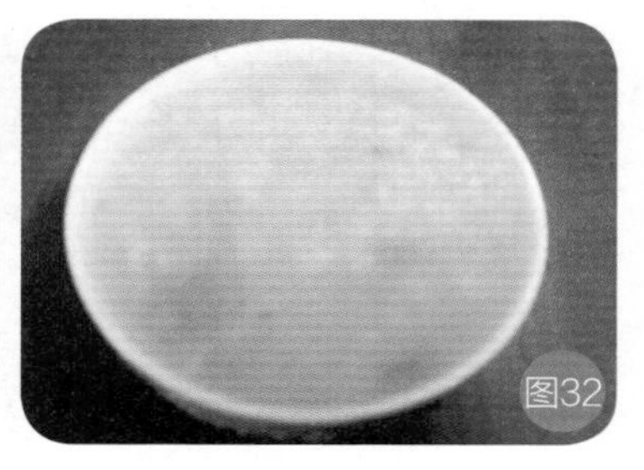
图32

炖鱼肚、猴头菇陈皮茶、猴头菇煲鸡汤、南瓜粥（图 32）等。

（乔朝辉、林廷文）

10. 为什么说"五谷为养，五果为助，五畜为益，五菜为充"？

答：五谷为粟（小米）、麦（小麦）、稻（大米）、黍（大黄米）、菽（大豆）。五果为桃、李、杏、栗、枣。五畜是指牛、犬、猪、羊、鸡。五菜是指葵、韭、藿、薤、葱。实际上五谷、五果、五畜、五菜，都是从性味的角度列举的代表性食物，泛指一切五谷杂粮、水果蔬菜及动物类食品（图 33、图 34）。

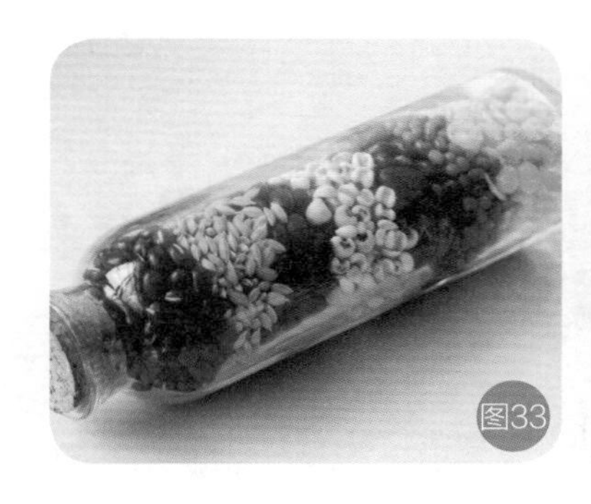
图33

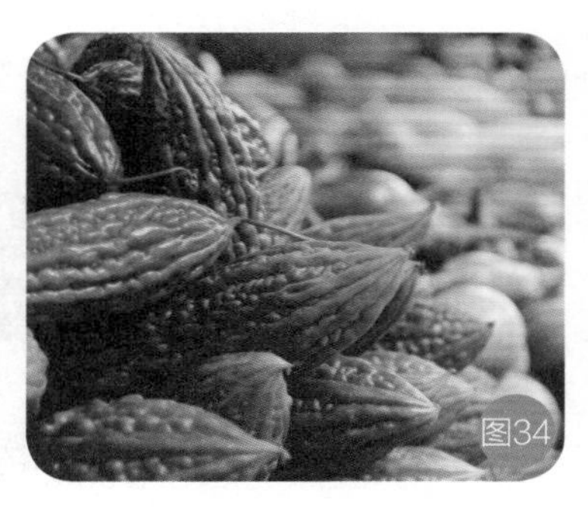
图34

《灵枢·五味》曰："五谷，粳米甘，麻酸，大豆咸，麦苦，黄黍辛。五果，枣甘，李酸，栗咸，杏苦，桃辛。五畜，牛甘，犬酸，猪咸，羊苦，鸡辛。五菜，葵甘，韭酸，藿咸，薤苦，葱辛。"说明了五谷、五果、五畜、五菜的性味归属。五谷入脾经，中国人的脾胃功能往往比西方人差，所以老祖宗一早就发现并提出"五谷为养""谨调五味，安和五脏"。五谷不但能养脾胃、五脏，也是维持人体生命活动的基本物质，故说"五谷为养"。水果、蔬菜含有丰富的微量元素、维生素、纤维素、糖类、有机酸等营养物质，有助消化、补充营养等作用，故说"五果为助，五菜为充"。动物类食品为血肉有情之品，为高蛋白、高脂肪、高热量之食品，富含人体必需的氨基酸，对人体有补益作用，能增补五谷杂粮和水果蔬菜营养之不足，故说"五畜为益"，但不能多吃，多吃则为害。《素问·脏气法时论》曰："毒药攻邪，五谷为养，五果为助，五畜为益，五菜为充……此五者，有辛酸甘苦咸，各有所利，或散或收，或缓或急，或坚或软，四时五脏，病随五味所宜也。"

（林廷文）

11. 为什么说"洞晓病源，知其所犯，以食治之。食疗不愈，然后命药"？

答："洞晓病源，知其所犯，以食治之。食疗不愈，然后命药”出自唐代孙思邈的《备急千金要方·食治方》。他主张人生病后应当先从饮食开始调理，从而获得病愈康复，食疗无效方可用药。

大家都听说过“是药三分毒”，意思是药物在治疗疾病的同时，其本身也有一定的毒性，既能救人也同时能害人。中医很早就认识到食物不仅能给人体补充营养，而且还可以疗疾祛病。食物通过影响机体各方面的机能来达到调理身体、强壮体魄的作用。食疗还具有相对安全、毒副作用小、价格低廉等优点。

有医药之父之称的希波克拉底说过，药物治疗，不如食物治疗，食物是人类治病的最好药品。所以在很多疾病的初期及慢性阶段，可以先通过食疗来调理，并不一定马上用药物治疗。

（杨淑雯、顾膺、潘东华）

12. 为什么脊柱食疗保健也要顺应二十四节气？

答：二十四节气，是自然界气象、物候变化的直接反应，古代主要用于农业的生产活动。

根据中医理论，人与自然界是“天人相应，形神合一”的整体，脊柱疾病的发生和变化都与二十四节气密切相关。

我们脊柱食疗保健也不可脱离自然环境变化的轨迹，比如谷雨节气后空气中湿度加大，容易感受风寒湿邪引颈肩腰腿痛发作，在食疗方面就应选用能温补气血、祛风除湿、活血通络的食材。这也是符合中医的“天人合一”理念，是中医养生的基本原则。

（杨淑雯、顾膺、潘东华）

13. 为什么脊柱的食疗保健也能调理五脏六腑?

答：脊柱连结五脏六腑，脊柱的病变可以引起相关脏腑的病症。

依据中医的“药食同源”理论，食物也有四性五味，不同体质使用不同的食材特点。比如，在广东地区，五指毛桃煲鸡汤是经典的广府汤之一，有行气、祛湿的功效，适合体虚有湿的腰腿痛。同时，五指毛桃也是食药同源的植物，其性平，味甘、辛，有健脾补肺、利湿舒筋之功，主要用于脾虚浮肿、风湿痹痛等症。

（杨淑雯、顾膺、潘东华）

14. 为什么食疗不能代替其他疗法?

答：食疗虽然是行之有效并且是几乎没有毒副作用的自然疗法，但是也有它的局限性，不能完全代替其他疗法。当脊柱出现椎曲改变、筋出槽、骨错缝时，就应当根据著名骨科专家韦以宗教授主编的《中国整脊学》（图 35）里面所提出的三大原则、四大疗法来进行辨证施治，食疗（图 36）只能作为辅助疗法。《中国整脊学》的三大原则是“理筋、调曲、练功”，四大疗法是“正骨调曲、针灸推拿、内外用药、功能锻炼”。

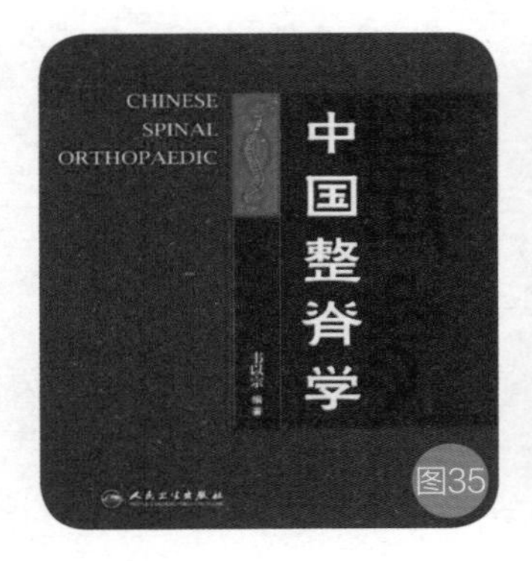

图35

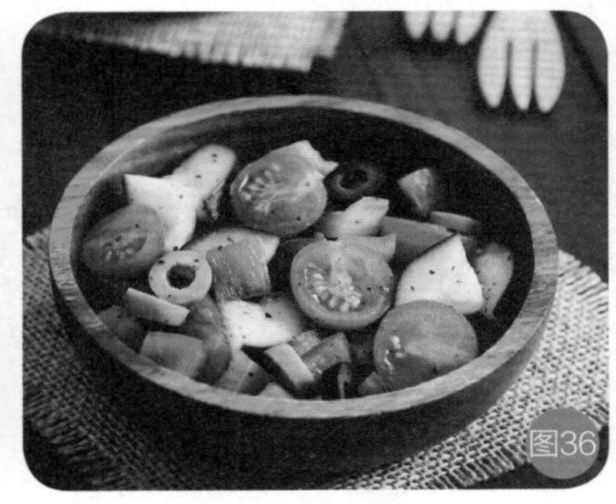
图36

《医宗金鉴·正骨心法要旨》曰：“若脊筋陇起，骨缝必错，则成伛偻之形。当先柔筋，令其和软，再按其骨，徐徐合缝，脊膂始直。”《伤科补要》曰：“若骨缝叠出，俯仰不能，疼痛难忍，腰筋僵硬，使患者两手攀索，两足踏砖上，每足下叠砖三块踏定，将后腰拿住，各抽去砖一块，令病患直身，又各去一块，如是者三，其足着地，使气舒瘀散，陷者能起，曲者可直。”这些都是关于筋出槽、骨错缝的辨证施治方法的论述，说明了食疗不能代替其他疗法。

（林廷文）

二 体质篇

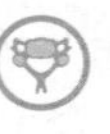

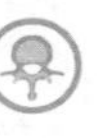

15. 为什么脊柱食疗保健也要辨体质?

答：依据中华中医药学会编著的《中医体质分类与判定》，体质可分为阳虚、阴虚、气虚、痰湿、湿热、平和、瘀血、气郁、特禀九种体质。

中医认为药食同源，很多食物也具有寒、凉、温、热（中医说的四性）及辛、酸、甘、苦、咸（五味）。颈肩腰腿痛人群中，不同体质有不同的表现特征，对致病因素的易感性和疾病发展也不一样。所以，脊柱食疗保健也要根据不同体质，选用不同的食材。

（杨淑雯、顾膺、潘东华）

16. 为什么气虚体质的腰腿痛患者喝黄芪当归鸡汤有效?

答：身体虚弱、面色苍白、语声低微，疲乏无力、腰膝酸软多为元气不足、气虚的表现。此类体质的腰腿痛适合喝黄芪当归鸡汤。

汤中黄芪可以补中益气，当归补血活血，加上鸡肉温中益气、补虚填精，三者炖汤不但味道鲜美，还可以气血双补，固肾填精，对气虚体质的腰腿酸痛有效。

（杨淑雯、顾膺、潘东华）

17. 为什么血虚体质的腰腿痛患者吃红枣桂圆花生煲猪脚有效?

答：血虚体质腰腿痛，为血液亏少，不能濡养经络、组织，表现出腰腿疼痛，手脚发麻，伴有面白、舌淡、脉细等虚弱表现。

红枣桂圆花生煲猪脚中，红枣补气养血，是被誉为“百果之王”的营养佳品；桂圆可益气补血；花生亦可滋养补益，民间又称“长生果”；这几种食材与猪脚一起炖，补气养血，养颜养生，更适合血虚体质的腰腿痛人群。

（杨淑雯、顾膺、潘东华）

18. 为什么血瘀体质的腰背痛患者吃三七桃仁炖鸡有效?

答：血瘀体质的腰背痛主要由血液运行不畅或内出血不能消散所引起，疼痛位置相对固定，日轻夜重，持续不断。

三七桃仁炖鸡其主料三七能散瘀止血，消肿定痛；桃仁可以活血祛瘀；鸡肉温中益气、活血脉、强筋骨。三者合用可以活血散瘀、通痹止痛，适合由血瘀引起的腰背痛人群。

（杨淑雯、顾膺、潘东华）

19. 为什么痰湿体质的颈肩腰腿痛患者吃生姜薏仁冬瓜汤有效？

答：痰湿体质的颈肩腰腿痛主要表现为关节酸痛、沉重、屈伸不利。多伴有体型肥胖，胸闷痰多，耳鸣耳聋，面部皮肤油脂较多，面色淡黄而暗，四肢浮肿，舌苔白腻，舌边齿痕成排。

生姜薏仁冬瓜汤里，主料生姜发汗解表，能驱散寒邪；冬瓜化痰止渴，利尿消肿；薏苡仁利水祛湿、舒筋除痹。这三种食材放在一起煲汤适合痰湿体质的颈肩腰腿痛人群。

（杨淑雯、顾膺、潘东华）

20. 为什么阳虚体质的颈肩腰腿痛患者吃鹿茸炖鸡有效？

答：有的人比较怕冷，喜欢喝热水，手脚冰凉，一着凉颈肩腰腿痛就会加重，以他们的话说就是：比别人差一个季节似的。这就是阳虚体质的表现，有的还伴有头发稀疏、黑眼圈、小便多、早起排稀便等。

鹿茸炖鸡是一道非常有名的药膳。其中的主要配料鹿茸是一种贵重中药，有壮肾阳、补精髓、强筋骨之功效；鸡肉有温中益气、补虚填精、活血脉、强筋骨的功效。鹿茸炖鸡可温补肾阳，强壮筋骨，适合于阳虚体质者。

（杨淑雯、顾膺、潘东华）

21. 为什么阴虚体质的腰背痛患者吃生地枸杞煲猪脊骨有效?

答：如果您腰背痛，还伴有心烦失眠，口燥咽干，面色潮红，手足心热，可能就是属于阴虚体质。下面给您推荐一个食疗方法——生地枸杞煲猪脊骨。

生地黄可以清热、生津、凉血。枸杞子具有补肾养肝的功效，多吃枸杞子还可延年益寿，缓解长期的腰痛。《神农本草经》记载："枸杞久服能坚筋骨、耐寒暑，轻身不老，乃中药中之上品。"猪脊骨滋补肾阴。生地枸杞煲猪脊骨，有清热生津、补阴益髓之效。

（杨淑雯、顾膺、潘东华）

22. 为什么五指毛桃煲老母鸡能治体虚有湿的腰腿痛?

答：五指毛桃并不是桃，是一种叶子长得像五指的桑科植物。其根部可以入药，用于煲汤时能散发出椰子的香气，还有祛暑、化湿的作用，深受广东人喜爱。中医认为，母鸡的鸡肉属阴，比较适合久病体虚者。而老母鸡由于生长期长，

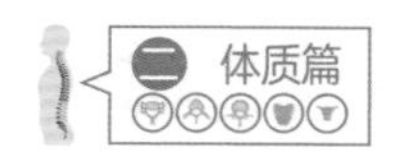

用来煲汤味道更鲜美。

五指毛桃加老母鸡一起煲汤，行气利湿、舒筋活络，体虚有湿的腰腿痛更适合。说到这儿，您是否闻到厨房飘来的椰子香了呢？

（杨淑雯、顾膺、潘东华）

23. 为什么湿热下注导致的腰痛患者吃补肾食品会加重？

答：湿热下注引起腰痛主要表现为腰部红肿热痛，腰部活动受限，怕热喜凉，小便少而黄，或见午后多汗，舌红苔黄腻。

主要原因是外感湿热，或因油腻辛辣饮食过多、脾胃失和以致湿热内蕴所致。治疗以清热祛湿、活络止痛为主。

中医认为脾有“运化水湿”的功能，补肾食品会加重脾的负担，脾不能正常运化而使“水湿内停”，内湿加重，湿留日久郁而化热，则会加重湿热所引起的症状，所以湿热下注腰痛吃补肾食品会加重病痛。

（杨淑雯、顾膺、潘东华）

24. 为什么鸡骨草土茯苓煲猪横脷能治湿热腰痛？

答：湿为阴邪，其性重着黏滞。湿热导致的腰痛主要表现为腰部疼痛重着，暑湿阴雨天加重，活动后可减轻，身体困重，小便短赤，舌苔黄腻，大便黏。食疗原则：清热祛湿，利关节。食疗方：鸡骨草土茯苓煲猪横脷。鸡骨草

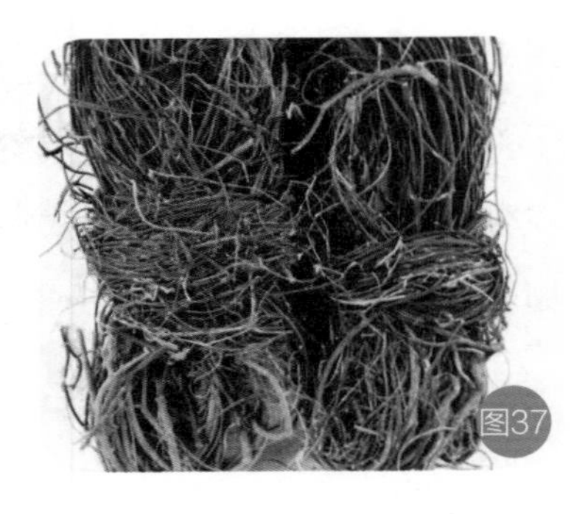
图37

（图37）、土茯苓适量（根据病情轻重来加减），猪横脷1条，食盐适量，一起煲汤，吃横脷喝汤。

鸡骨草味淡性凉，归心、肺、肝、胃经，有清热利湿、活血祛瘀的功效。《中国药植图鉴》曰其“治风湿骨痛，跌打瘀血内伤，并作清凉解热药”。土茯苓味淡性凉，归肝、脾、胃经，有清热祛湿、解毒、利关节的功效。《本草纲目》（图38）曰：“土茯苓，健脾胃，强筋骨，祛风湿，利关节，止泄泻。治拘挛骨痛，恶疮痈肿。”猪横脷也就是猪的脾脏，味甘，性平，有健脾胃、助消化的功效。三者一起煲汤（图39），加

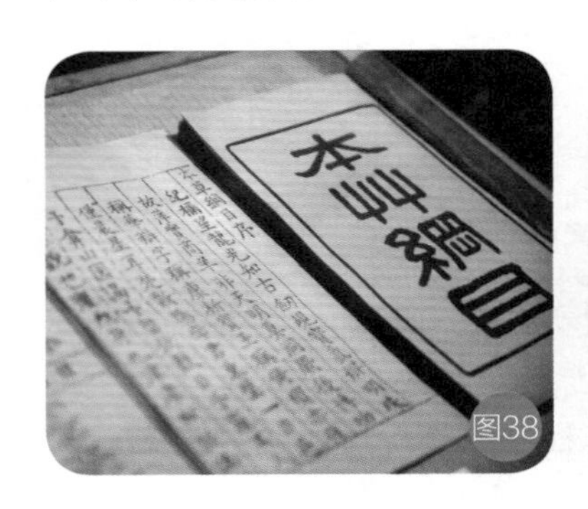

图38

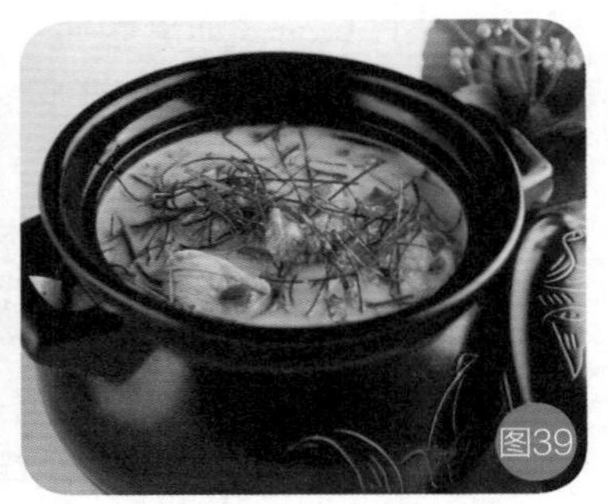
图39

上生姜和食盐调味，清甜美味的同时还可以健脾祛湿、利关节，从而达到治疗湿热腰痛的效果。

（乔朝辉、林廷文）

25. 为什么体虚兼湿热体质的腰腿痛患者吃地胆头煲鸡有效？

答：《素问·至真要大论》曰："诸湿肿满，皆属于脾。"现代社会由于工作压力大、生活节奏紧张、饮食不节、加班熬夜等因素的影响，导致不少人身体处于虚弱状态，体虚常常首先表现出来的是肺气不足、脾气虚弱和阳气虚衰。临床表现有：气血不足、容易疲倦、头晕目眩、懒得说话、坐着不动也极易出汗、很怕吹风、动不动就感冒，而且劳累后上述表现都会加重。肺脾气虚，运化、治节无力，加上阳气不足，气化无力，水湿郁积，日久化热，阻滞于腰背部，即可导致湿热腰痛。因为体虚，故在治疗上不能单纯清热祛湿，应当健脾补虚、清热祛湿。

地胆头煲鸡汤（图40）是一道美味的菜肴，为广东和海南最具特色的菜品之一。配方为：土鸡1只，地胆头100克，姜5片，盐少许，煲1小时。地胆头又名土公英（图41），味苦、甘、微辛，性凉，药用全草有清热解毒、凉血消肿、祛湿之功效，常用于脾胃湿热及风湿筋骨疼痛。土鸡为血肉有

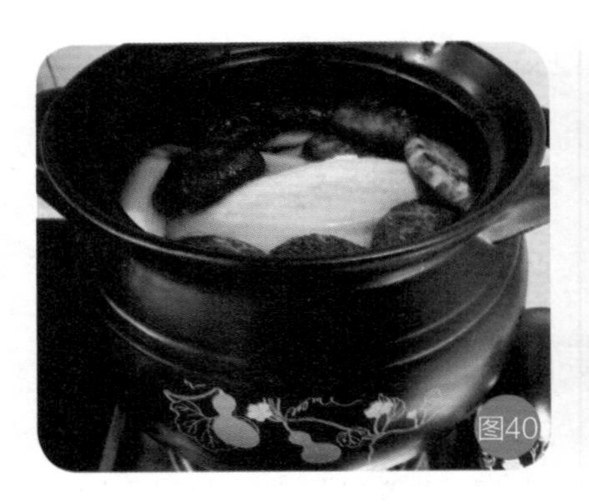
图40

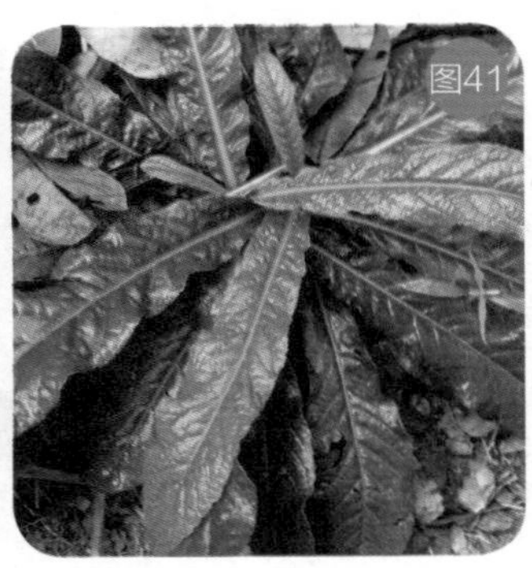
图41

情之品，性温，味甘，可补气健脾益肺、填精。现代科学还证明土鸡富含蛋白质和人体必需氨基酸，故地胆头煲鸡汤不但味道清甜可口，还可强体魄、补肺脾之气、除湿清热，是体虚湿热患者之食疗良方。

（乔朝辉、林廷文）

26. 为什么肾虚兼血瘀体质的颈肩腰腿痛患者吃海马三七汤有效?

答：肾藏精，主骨，肾虚则骨失所养。《素问·灵兰秘典论》曰："肾者，作强之官，伎巧出焉。"清代医家唐容川说："盖髓者，肾精所生，精足则髓足，髓在骨内，髓足则骨强，所以能作强，而才力过人也。"（图 42）

血瘀是血液在经脉里运行不畅或不通。《素问·脉要精微

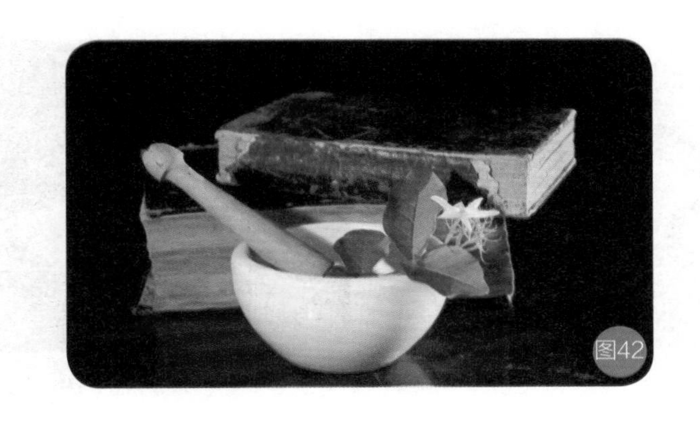
图42

论》曰："夫脉者，血之府也。"《素问·举痛论》曰："经脉流行不止，环周不休，寒气入经而稽迟，泣而不行，客于脉外则血少，客于脉中则气不通，故卒然而痛。"说明了血瘀则经脉不通，不通则痛的道理，所以肾虚兼血瘀体质的患者要解决不荣则痛及不通则痛这两个问题。食疗良方"海马三七汤"就是一道既补肾又活血化瘀止痛的好菜，海马2条，三七10克，猪瘦肉3两，生姜5片，红枣3枚，少许盐，煲汤，吃肉喝汤。海马（图43）性温，味甘咸，具有补肾、散结、消肿、舒筋、活络之功。三七（图44）主产云南，具有补血、活血化瘀、止血定痛之效，为祛瘀生新、消肿定痛之佳品。猪瘦肉性平，味甘，具有滋阴补虚、养血润燥之功效。

三者合用，不但美味可口，还可以补肾强身，祛瘀止痛，故肾虚兼血瘀体质的颈肩腰腿痛患者喝海马三七汤有效。

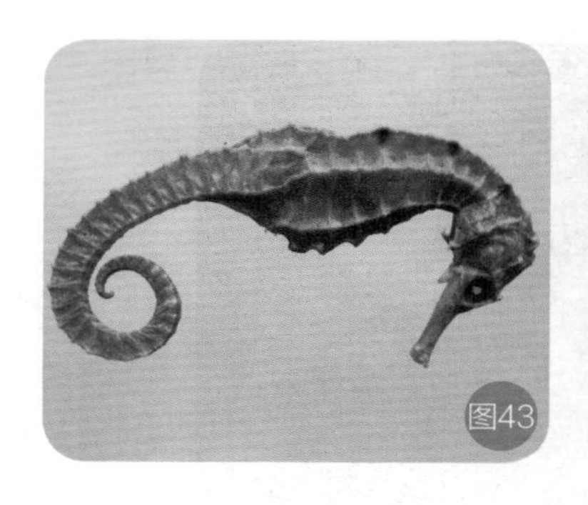
图43

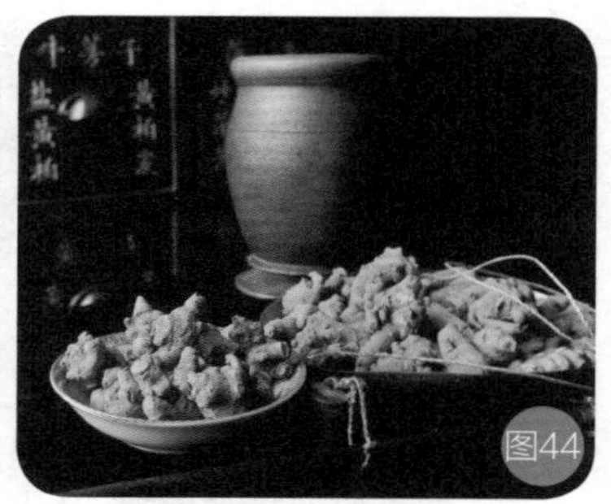
图44

（乔朝辉、林廷文）

27. 为什么体虚受寒的颈肩腰腿痛患者喝生姜甜醋煲猪蹄有效?

答：寒邪是风、寒、暑、湿、燥、火“六淫”其中之一。《素问·举痛论》曰：“寒气入经而稽迟，泣而不行，客于脉外则血少，客于脉中则气不通，故卒然而痛。”

寒为阴邪，易伤阳气，寒性凝滞收引。“寒则气收”寒邪侵袭人体，可使气机收敛，腠理、经络、筋脉收缩而挛急。体虚者，气血及阳气不足也，体虚之人受寒，肌肉经脉更容易凝滞收引变细，影响气血的运行，出现经脉气血的不通，不通则痛。所以，体虚受寒的颈肩腰腿痛者的食疗原则是：祛风寒，补气血，攻补兼施。代表食疗方：生姜甜醋煲猪蹄（图 45、图 46）。

生姜，味辛，性微温，归肺、胃、膀胱经，具有发汗解表、温中散寒、活血、解毒之效；猪蹄味甘，性平，有滋阴

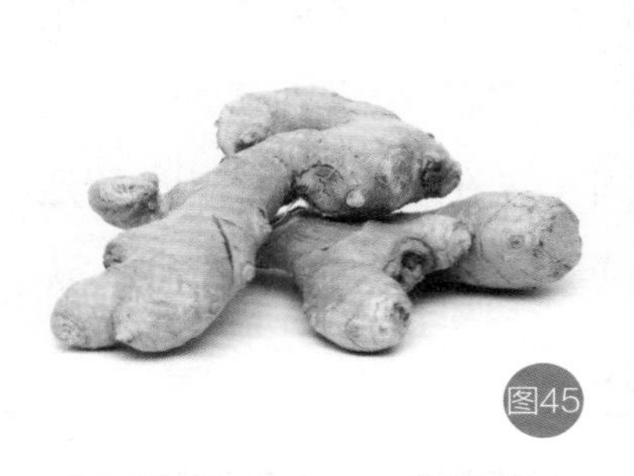
图45

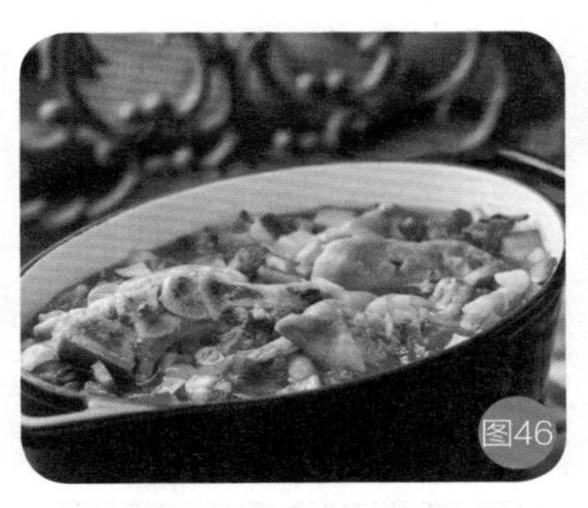
图46

补血的功效，含有丰富的蛋白质和骨胶原；甜醋味甘，有补益气血、健脾开胃、活血化瘀的功效，与猪蹄搭配在一起，可以充分溶解猪骨中的钙质，使它更易被人体吸收，起到补钙和强筋健骨之效。

故生姜甜醋煲猪蹄有祛除寒邪、温经活血、强筋健骨之功，对体虚受寒的颈肩腰腿痛有效。

（柯莎菲、林廷文）

28. 为什么感受风寒导致的颈肩腰腿痛患者喝紫苏生姜红糖水有效？

答：我们生活在自然环境当中，中医讲的外因致病就是感受其中的风、寒、暑、湿、燥、火六邪而发病。风为阳邪，其性善变，易攻上部，对应春季，寒为阴邪，其性收引，易攻下部，对应冬季。所以颈肩腰腿痛的病人在冬天和春天发病率最高。

我们都有这样的体会，伏案工作久了稍微着点风寒就会颈肩不舒服，酸痛得厉害，那是颈肩劳损后外界的风寒湿气乘虚而入内外合邪而发病。那么，在日常生活当中怎样通过饮食预防和治疗呢？常喝紫苏生姜红糖水就是不错的方法（图 47、图 48）。

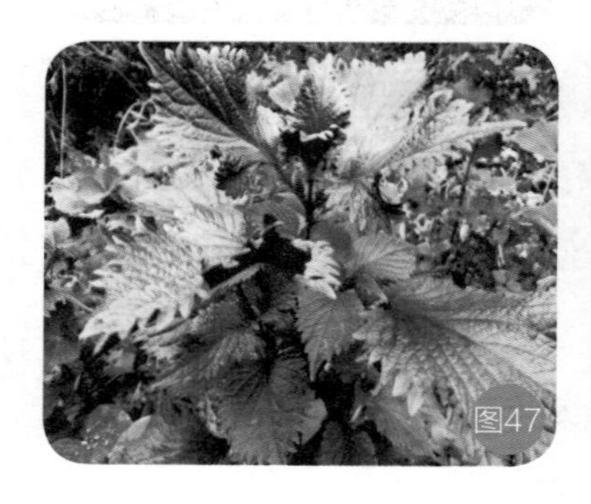
图47

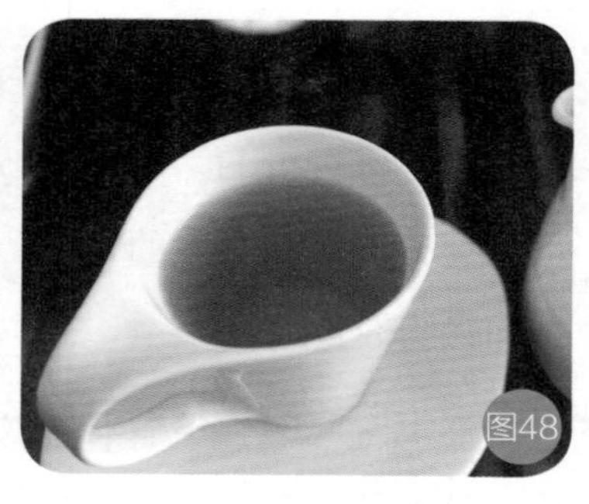
图48

紫苏，味辛性温，归肺、脾经，功效疏风散寒、温中和胃，《本草纲目》上说，紫苏能“行气宽中，清痰利肺，和血，温中，止痛，定喘”。生姜是我们日常生活中常见的调味品，有辛辣的味道，除了做菜之外还有重要的治疗作用，辛能发散，温能除寒，所以对外感风寒引起的颈肩腰腿疼有一定的缓解作用。紫苏、生姜配上热的红糖水除了能补充身体的热量外又能结合药理作用共同起到疏风散寒、通络止痛的功效，所以感受风寒导致的颈肩腰腿痛患者喝紫苏生姜红糖水有效。

（田亚伟、林廷文）

三 疾病篇

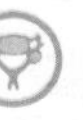

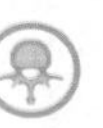

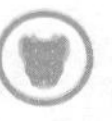

29. 为什么川芎白芷炖鱼头能缓解颈椎病头晕头痛?

答：川芎，味辛，性温。行气开郁，祛风燥湿，活血止痛。用于胸胁刺痛，跌仆肿痛，头痛，风湿痹痛。入肝、胆经（图 49）。

白芷，味辛，性温，气芳香，微苦。祛风湿，活血排脓，生肌止痛。用于头痛、牙痛、鼻渊、肠风痔漏、赤白带下、痈疽疮疡、皮肤瘙痒。入肺、脾、胃经（图 50）。

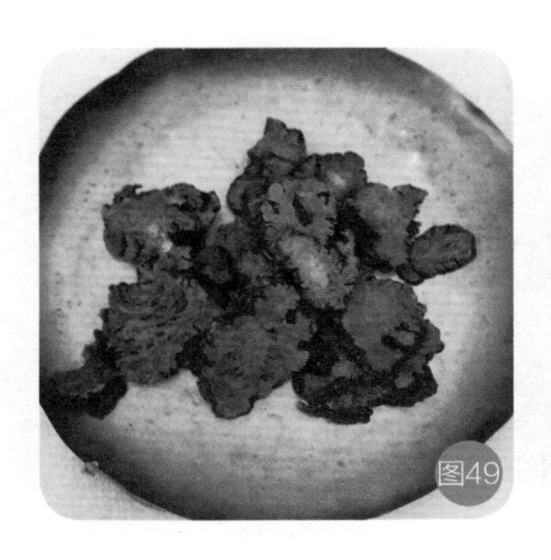
图49

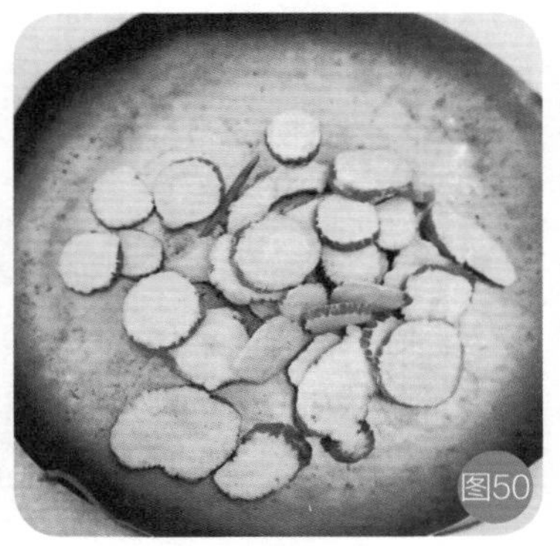
图50

颈椎病多因颈部椎节失稳、松动，髓核突出或增生骨刺压迫颈部神经根、脊髓、椎动脉及颈交感神经，引起头部供血阻塞而头晕，神经拘紧而头痛、颈僵。若活血养血、通络解痉就可消除或缓解症状。中药川芎属活血祛风类药，有活血通络、疏通血管、促进血液循环的作用，为治头晕头痛首选药物。现代药理研究表明，川芎对中枢神经有明显的镇静作用，可缓解肌痉挛；白芷有散寒通窍、活血止痛的作用，可有效松解颈神经、肌肉紧张，减轻压迫刺激而止痛。现代药理研究表明，白芷有消炎、镇痛作用；鱼头富含不饱和脂肪酸，可降血脂，益血循环，中医认为可滋阴养血，濡养筋骨。三品同炖，两药药力可浸溶于鱼头汤中，鱼头汤之鲜味可调和药材之辛苦，又可引领药力到达病灶筋腱、脉络。三品共奏活血养血、强筋通络、解痉止痛之功。所以，川芎白芷炖鱼头对于缓解头晕头痛有非常好的药食两用价值。

（祁俊丽）

30. 为什么天麻炖猪脑能缓解颈椎病头晕？

答：天麻，润而不燥，主入肝经。其性辛、温、无毒，具有镇静、镇痉、镇痛、补虚、平肝息风的功效（图 51~ 图 53）。

现代医学研究发现，天麻富含天麻素、香荚兰素、蛋白质、氨基酸、微量元素。

颈椎病多因颈部椎节失稳、松动，髓核突出或增生骨刺压迫颈部神经根、脊髓、椎动脉及颈交感神经，引起头部供血阻塞而导致头晕等不适症状。临床发现天麻对交感神经型

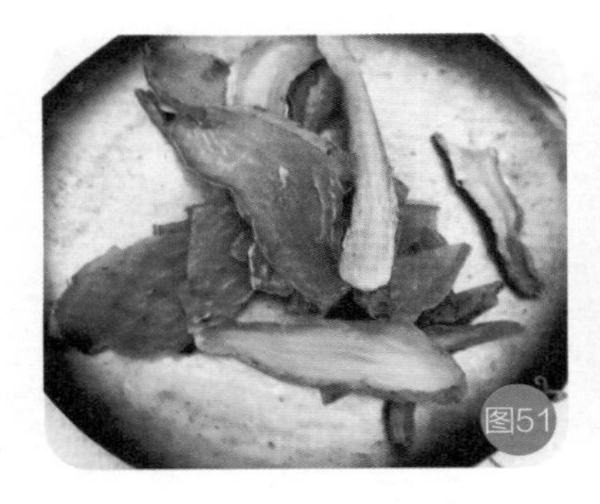
图51

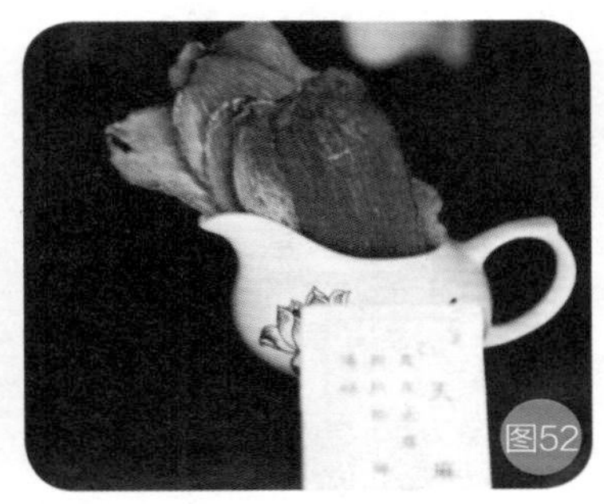
图52

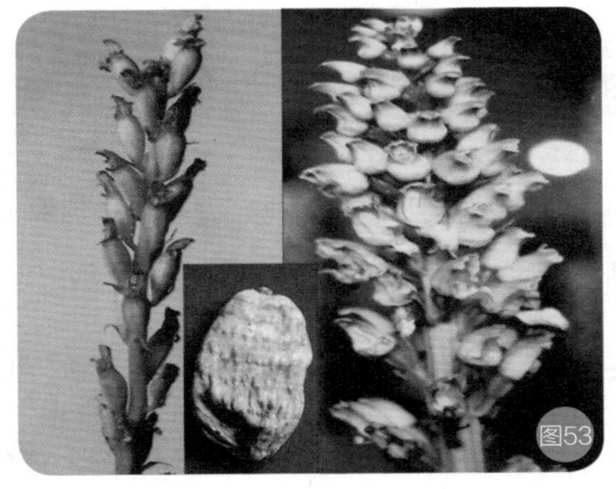
图53

颈椎病引起的头晕等症状尤为适用，这是因为天麻中富含的天麻素（天麻苷）及其他微量元素，对交感神经型颈椎病引起的头晕症状具有非常明显的调节和保护作用（图 54）。

若以天麻炖猪脑食用，可谓锦上添花，疗效倍增。此药膳对缓解头晕症状有非常好的作用（图 55）。

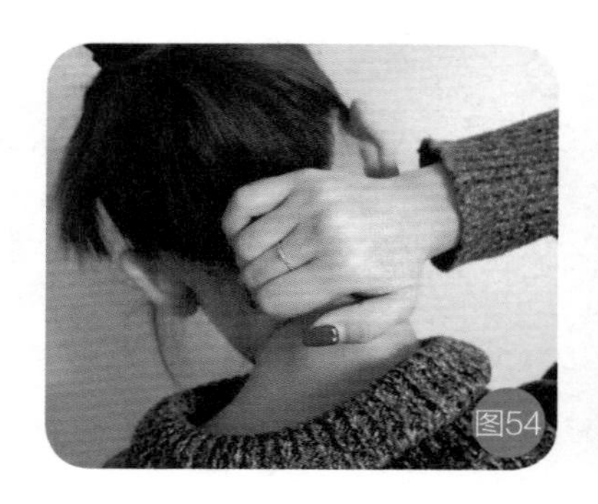

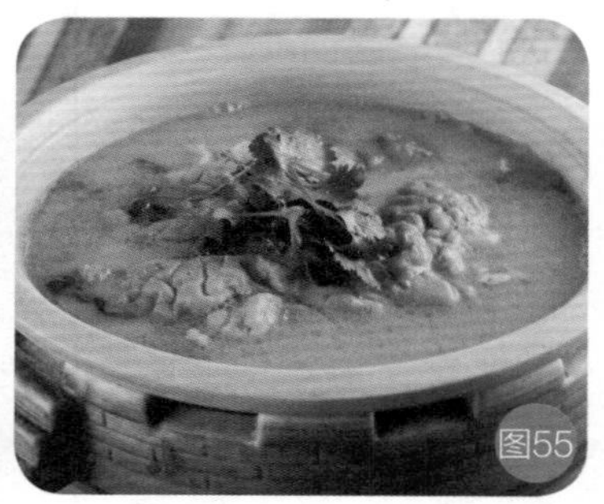

（祁俊丽）

31. 为什么橘皮泡茶能治胸背痛?

答：橘皮又名陈皮（图 56），味辛、苦、性温，归脾、胃、肺经。具有健脾和胃、行气宽中、降逆化痰的作用。主治脾胃气滞、脘腹胀满或疼痛、食欲不振。

临床发现有 60%~80% 的患者胸背痛（图 57）的最直接原因是来自于精神因素，从而导致胃肠不开，寝食难安，10% 来自于外界环境。例如：多因胸背部剧烈活动、劳累过度、负重、受凉等因素，造成肋骨处软组织充血水肿，增生粘连，无菌性炎症发生，导致了肋间神经缺血缺氧，引发了胸背痛的症状发生。10% 的病因来自于其他。《本草汇言》曰："味辛善散，故能开气；味苦开泄，故能行痰；其气温平，善于通达，故能止呕、止咳，健脾和胃者也。"东垣曰："夫人以脾胃为主，而治病以调气为先，如欲调气健脾者，橘皮之

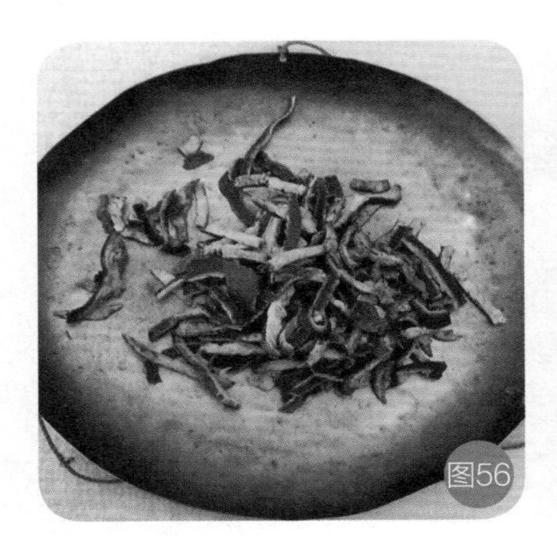
图56

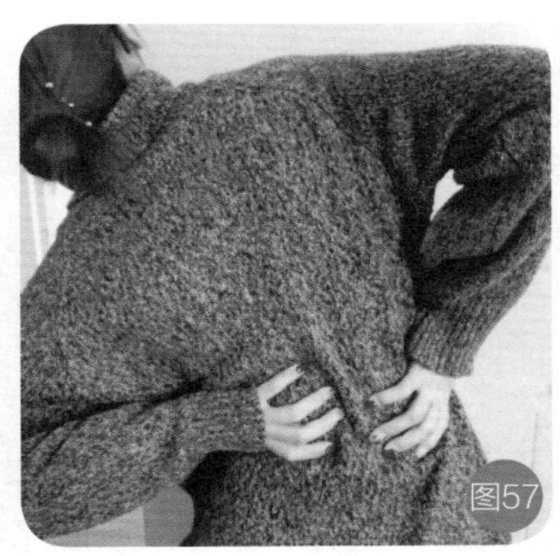
图57

功居其首焉。”而在《日用本草》中曰：“其能散能泻，能温能补，能消膈气，化痰涎，和脾止嗽，通五淋。”

现代医学研究发现，陈皮富含维生素及各种矿物质。因此，常以橘皮茶饮养生，不仅能够改善胸背痛，而且对于美白、美容也有较好功效（图 58）。

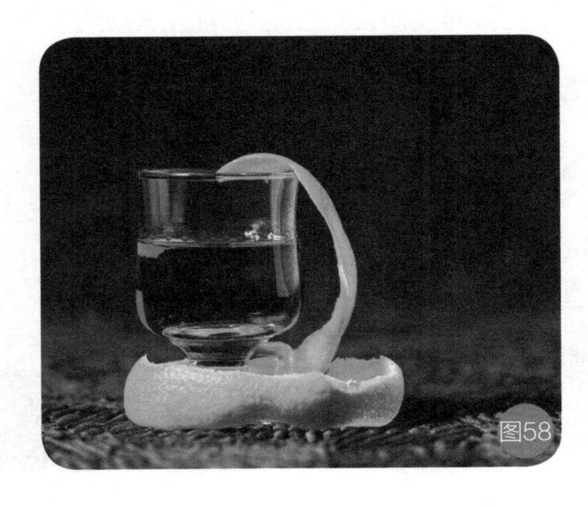
图58

（祁俊丽）

32. 为什么炒乌梢蛇能缓解颈椎病引起的上肢麻痹?

答：乌梢蛇，味甘，性平，归肝经，具有祛风通络、止痉、定惊的作用。用于风湿顽痹、抽搐痉挛、麻木拘挛等（图 59）。

主要成分：蛋白质、氨基酸、脂肪等。

《本草纲目》云："无毒"。

由于颈部肌力失衡，导致椎体旋转倾斜，椎间孔变窄，颈椎椎曲消失、变直，刺激神经根，引起上肢无力、手指发麻等一系列症状。而炒乌梢蛇对因麻痹而引起的上肢无力及手指发麻等不适有特殊的治疗功效。另外，其富含的蛋白质、氨基酸、脂肪又能够补充营养及修复病变部位的组织损伤（图 60）。

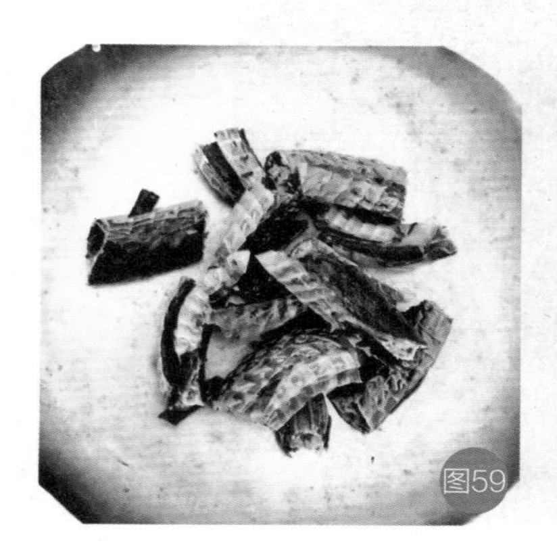

图59

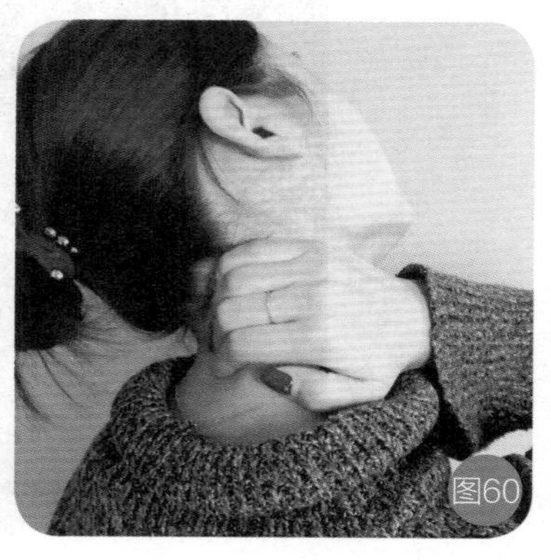

图60

（祁俊丽）

33. 为什么田七煲田鸡能缓解腰椎间盘突出症?

答：田七（图61），性凉味咸，具有散瘀止血、消肿定痛之功效。主治咯血，吐血，衄血，便血，崩漏，外伤出血，胸腹刺痛，跌仆肿痛。《本草纲目》云："田七止血，散血，定痛。"《玉楸药解》云："田七和营止血，通脉行瘀，行瘀血而敛新血。"

现代医学研究，田鸡含有丰富的蛋白质、钙、磷和维生素E、锌、硒等微量元素。不仅有助于青少年的生长发育，而且能预防更年期骨质疏松。

腰椎间盘突出症是较为常见的疾患之一，主要是因为腰椎间盘各部分（髓核、纤维环及软骨板），尤其是髓核，有不同程度的退行性改变后，在外力因素的作用下，椎间盘的纤维环破裂，髓核组织从破裂之处突出，导致相邻脊神经根遭受刺激或压迫，而产生腰部疼痛等一系列临床症状。另外，髓核的退变主要表现为含水量的降低，并可因失水引起椎节失稳、松动等小范围的病理改变；纤维环的退变主要表现为坚韧程度的降低。长期反复的外力造成轻微损害，加重了退变的程度。另外，椎间盘在成年之后逐渐缺乏血液循环，修复能力差。而田七的药效加上田鸡的丰富营养价值，不仅能

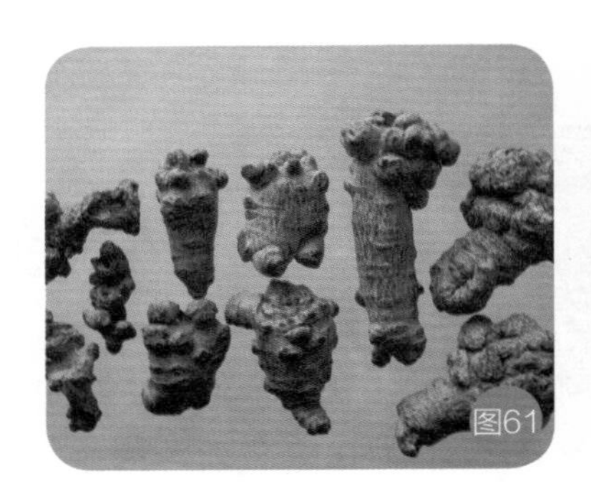
图61

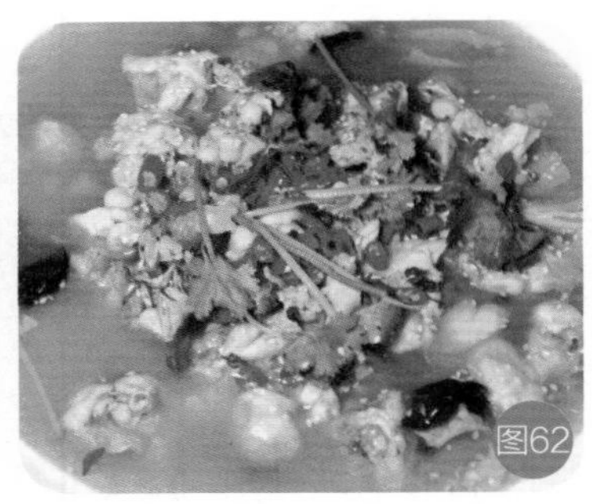
图62

够活血化瘀，强壮筋骨，而且对于纤维细胞以及髓核的修复等也起到了一定的作用。因此，田七煲田鸡可以缓解腰椎间盘突出症（图 62）。

（祁俊丽）

34. 为什么黑豆粥能补肾壮腰骨？

答：黑豆（图 63）被古人誉为肾之谷，味甘，性平，归脾、肾经。形状像肾，具有补肾强身、活血利水、解毒、润肤等功效。

现代医学研究显示，黑豆中蛋白质含量高达 36%~40%，相当于肉类的 2 倍、鸡蛋的 3 倍、牛奶的 12 倍；黑豆含有 18 种氨基酸，特别是人体必需的 8 种氨基酸；黑豆还含有 19 种油酸，其不饱和脂肪酸含量达 80%，吸收率高达 95% 以上，除能满足人体对脂肪的需要外，还有降低血中胆固醇的作用。黑豆基本不含胆固醇，只含植物固醇，而植物固醇不被人体吸收利用，又有抑制人体吸收胆固醇、降低胆固醇在血液中含量的作用。

中医认为，五色之中黑入肾，主水，化血，生津液。黑豆粥（图 64）不仅具有药食两用的价值，更是老百姓口中一道十分有营养的粥类食品，口味鲜美，还有开胃益中、滑涩补精、健脾暖肝、舒筋活血、滋阴补肾、强壮腰骨等功效。

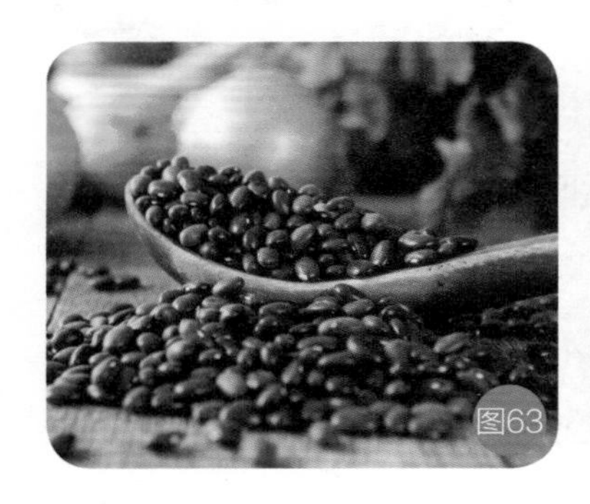
图63

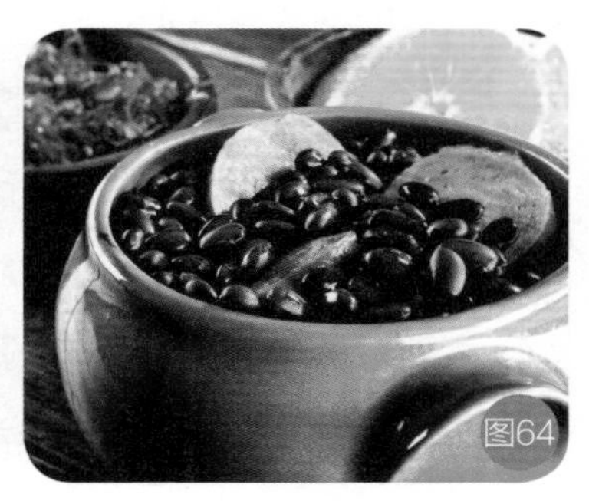
图64

（祁俊丽）

35. 为什么常饮山楂茶能预防骨质疏松？

答：山楂（图 65），味酸、甘，味微温，归脾、胃、肝经。具有消食健胃、行气散瘀的作用，可以扩张冠状动脉，舒张血管，降脂、降压，增强食欲，改善睡眠，保持骨和血中钙的恒定，预防动脉粥样硬化。对老年人而言效果尤为明显。

山楂在医药方面应用，可以上溯到东晋时代，距今已有16 个世纪。山楂富含多种维生素、山楂酸、酒石酸、柠檬酸、

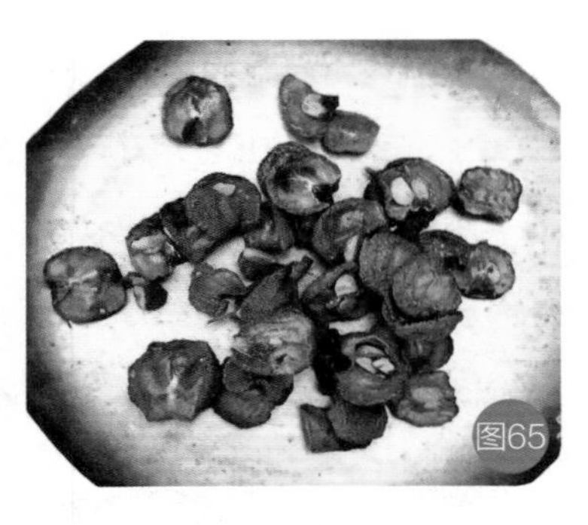
图65

苹果酸等，还含有黄酮类、类脂、糖类、蛋白质、脂肪和钙、磷、铁等矿物质。另外，山楂中果胶含量居所有水果之首，达6.4%，果胶有防辐射作用，可以从体内带走一半的放射性元素，如锶、钴、钯等。

随着人口老龄化问题的不断加剧，骨质疏松症（图66）已成为严重危害着人类身体健康和生活质量的疾病之一。随着国内外对骨质疏松症研究的不断深入，寻找新的高效低毒治疗药物成为一种发展的必然趋势。

而山楂作为具有药用功效和营养价值的食品，在防治骨质疏松症方面有较高的使用价值。因此，常饮山楂茶（图67）不仅能预防骨质疏松，而且具有一定的美容养颜功效。

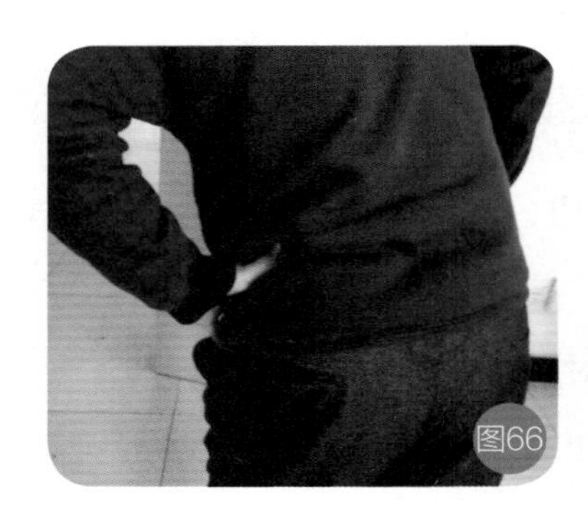
图66

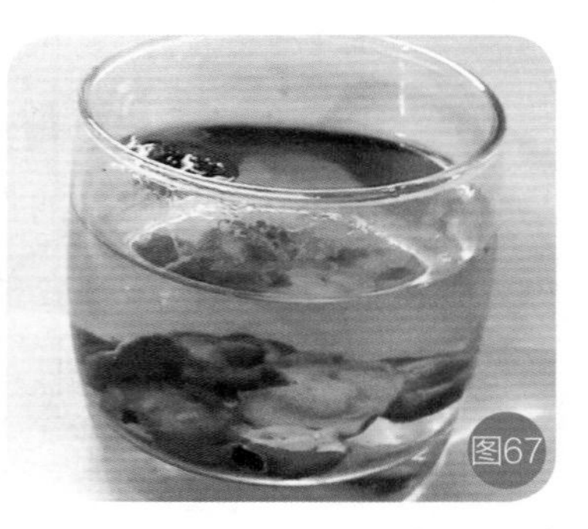
图67

（祁俊丽）

36. 为什么肉桂炖羊肉能治腰背下肢发凉?

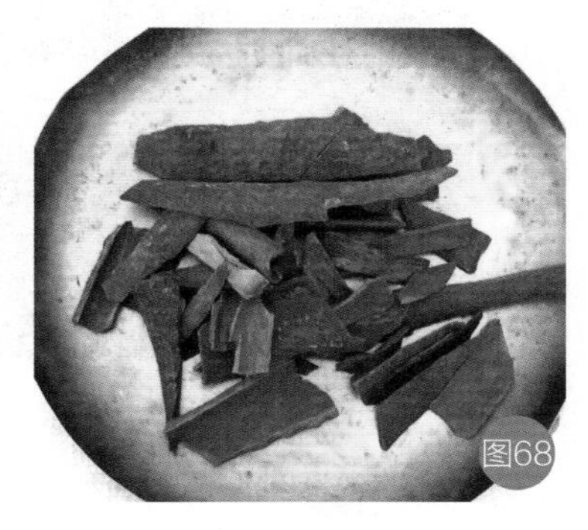
图68

答：肉桂（图68），性大热，味辛、甘，归脾经、肾经、心经、肝经，具有补火助阳、引火归原、散寒止痛、活血通经的功效。

《日华子本草》曰："治一切风气，补五劳七伤，通九窍，利关节，益精，明目，暖腰膝，破痃癖癥瘕，消瘀血，治风痹骨节挛缩，续筋骨，生肌肉。"《本草纲目》曰："治寒痹，风瘖，阴盛失血，泻痢，惊痫。""治阳虚失血，内托痈疽痘疮，能引血化汗化脓，解蛇蝮毒。"

中医学认为，畏寒肢冷、腰背下肢发凉属于肾阳虚症状。肾为先天之本，内寄元阴元阳，元阳具有温煦作用，元阳亏虚，温煦五脏六腑的功能就下降，表现为腰背酸痛，下肢发凉，肢体欠温，喜热畏寒。肾阳虚的补养原则为温补肾阳、益精填髓、益气固精。肉桂具有补火助阳、引火归原、散寒止痛、活血通经之功效，羊肉具有温肾壮阳的作用。因此，肉桂炖羊肉（图69）是畏寒、腰背下肢发凉等肾阳虚人群极佳的滋补药膳。

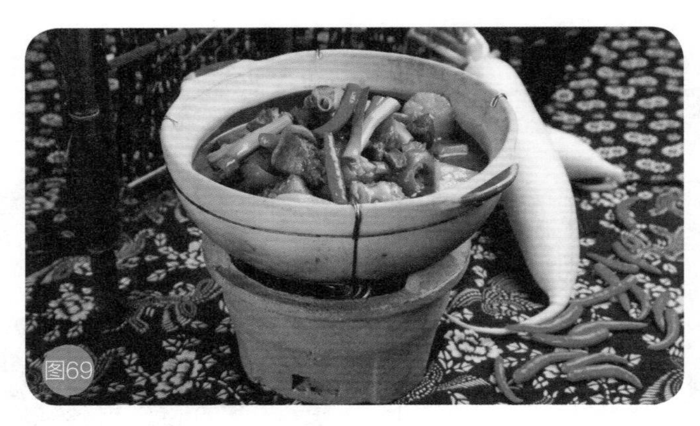
图69

（祁俊丽）

37. 为什么肉桂粳米粥能缓解强直性脊柱炎症状？

答：肉桂（图 70），性大热，味辛、甘，归脾经、肾经、心经、肝经，具有补火助阳、引火归原、散寒止痛、活血通经之功效。

《日华子本草》曰："治一切风气，补五劳七伤，通九窍，利关节，益精，明目，暖腰膝，破痃癖癥瘕，消瘀血，治风痹骨节挛缩，续筋骨，生肌肉。"《本草纲目》曰："治寒痹，风瘖，阴盛失血，泻痢，惊痫。""治阳虚失血，内托痈疽痘疮，能引血化汗化脓，解蛇蝮毒。"

粳米（图 71），是大米中的一种。其富含我们人体所必需的蛋白质、淀粉、脂肪、维生素 B_1、维生素 C、烟酸、氨基酸、钙、铁等多种营养成分，可以有效地提供人体所需的营养、热量。

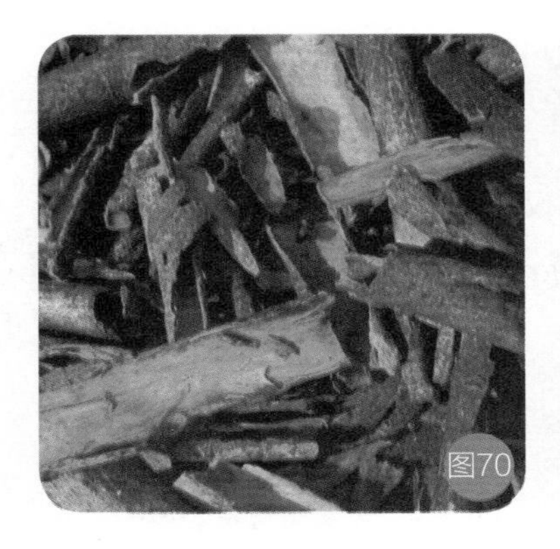

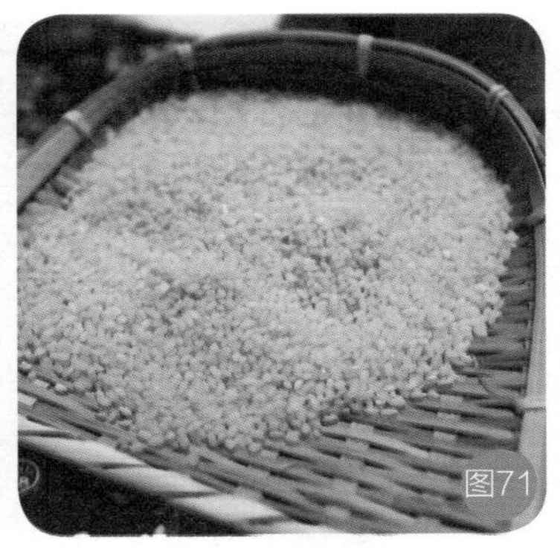

中医学认为，强直性脊柱炎（图 72）属于“肾痹”“痿痹”“骨痹”“督脉病”的范畴。病因以“肾虚督空”“感受外邪”“瘀血阻滞经脉”为主。骨痹一名始见于《黄帝内经》，属于“五体痹”之一。《素问·气穴论》曰：“积寒留舍，荣卫不居，卷肉缩筋，肋肘不得伸，内为骨痹，外为不仁，命曰不足……”

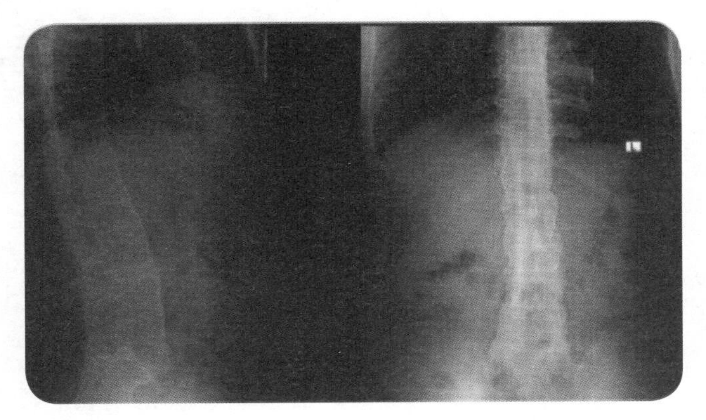

图72 强直性脊柱炎典型脊柱X线片示椎间盘钙化似竹节样改变

简单说来是由于寒湿外袭，湿热浸淫，跌打损伤，瘀血阻络，气血运行不畅，或先天禀赋不足，肾精亏虚，骨脉失养所致。

长期服用肉桂粳米粥，不仅能够缓解强直性脊柱炎症状，对于全身性的功能调节也有良好的改善。

【肉桂粳米粥的做法】

材料：粳米100克，肉桂少许。

做法：

（1）肉桂加入清水煎煮，取汁液备用；粳米洗净。

（2）锅内加入清水，放入粳米用小火熬煮成粥。

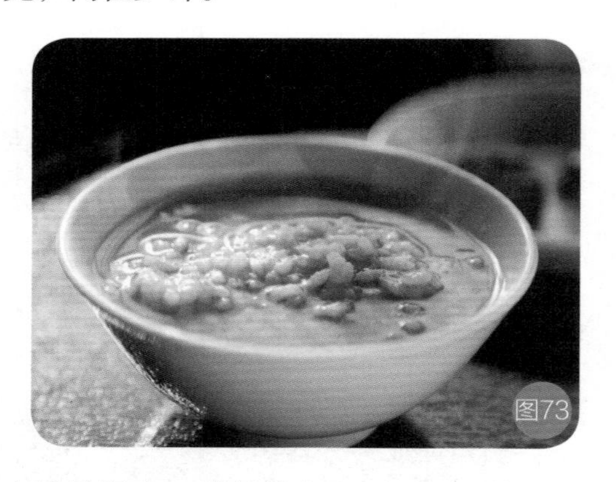
图73

（3）将粳米粥、肉桂汁混合，搅拌均匀即可（图73）。

（祁俊丽）

38. 为什么枸杞酒对腰腿痛的治疗有帮助？

答：枸杞子（图74）具有滋补肝肾、益精明目之功效。用于虚劳精亏，腰膝酸痛，眩晕耳鸣，内热消渴，血虚萎黄，

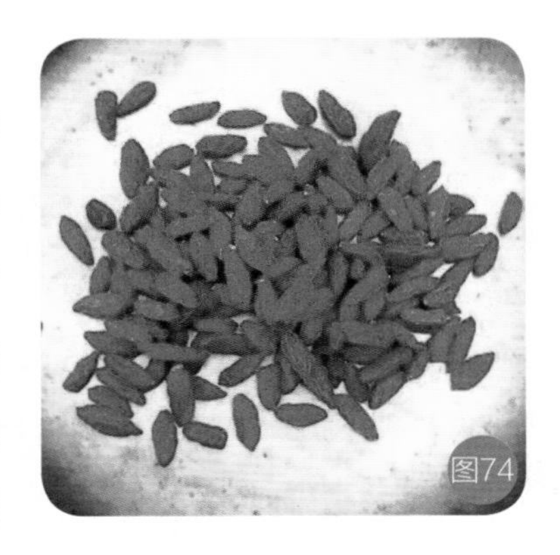
图74

目昏不明。

枸杞子是一味常用的补肝益肾中药，其色鲜红，其味香甜。现代医学研究证实其含有甜菜碱、多糖、粗脂肪、粗蛋白、胡萝卜素、维生素 A、维生素 C、维生素 B_1、维生素 B_2 及钙、磷、铁、锌、锰、亚油酸等营养成分，对造血功能有促进作用，还具有抗衰老、抗突变、抗肿瘤、抗脂肪肝及降血糖等作用。

腰腿痛（图 75）是指腰部酸麻胀痛，并伴有单侧或双侧下肢疼痛不适、麻木、放射性麻痛的一种常见的症状，大多数人的一生都发生过，不过是病程长短和病情轻重不一而已，腰腿痛是丧失劳动力的主要原因。疼痛性质分为隐痛、钝痛、

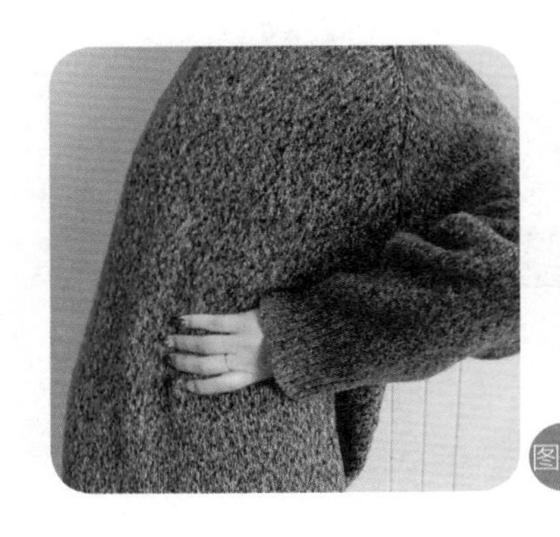
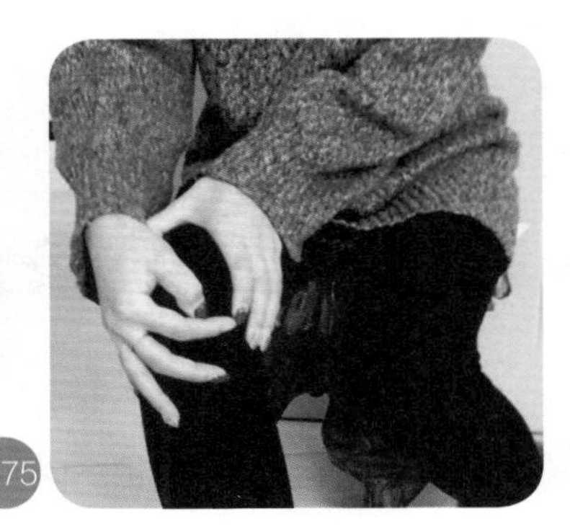
图75

刺痛、局部压痛或伴放射痛。人体脊柱是由椎骨和椎间盘组成，由于肌力失衡，椎骨旋转移位，椎间盘变性，导致脊柱生理曲度（椎曲）异常，而人的椎曲决定了椎管和椎间孔的宽度，同时也决定了脊髓在椎管的位置和脊神经的排列。因椎曲改变导致椎管和椎间孔异常，使所通过的脊髓、神经受到激惹或压迫，进而产生腰腿疼痛、麻木、无力的症状。中医认为是正气不足，气血亏虚，邪气犯体，侵入脏腑之表现。故临床中医保健原则是以药食进补为主来扶正祛邪，达到固本养元、填精补髓的目的，从而改善并缓解腰腿痛的烦恼。

枸杞含有各种丰富的营养素，用酒作药引可谓药效倍增，属最佳养生保健之品。另外，枸杞泡酒饮（图 76）具有扶正固本、生精补髓、滋阴补肾、益气安神、强身健体、延缓衰老之功效，而且口感美味，美容养颜。一般人均适合饮用。

（祁俊丽）

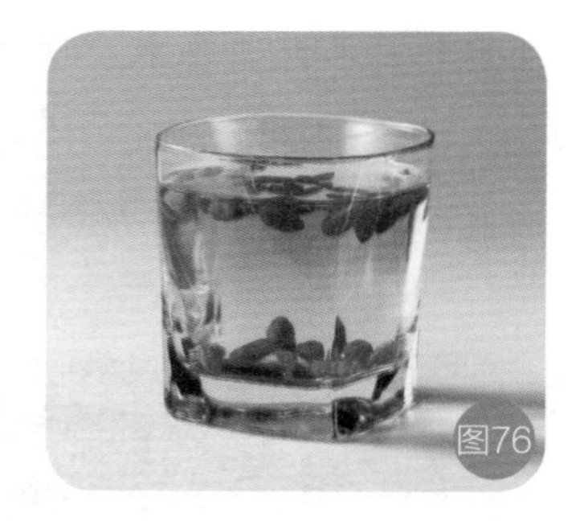
图76

39. 为什么酒制黄精常服能防治腰椎病？

答：黄精（图 77），味甘，性平，归肺、肾、脾三经，可填精髓、滋阴补血、补诸虚、除风湿、补五劳七伤，是很好的补益药。

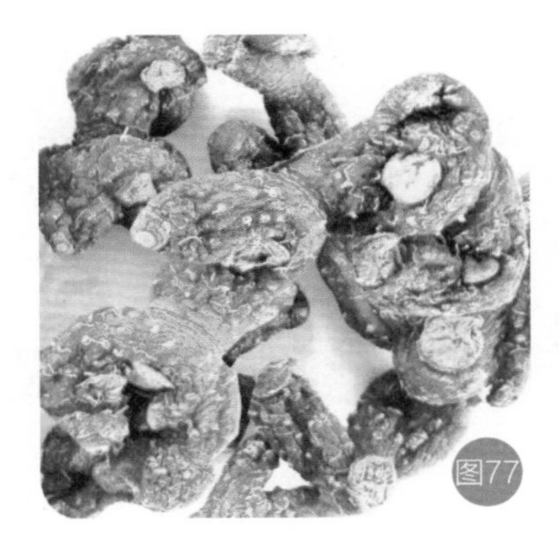
图77

其性黏腻，易助湿邪，经用黄酒炮制称之为酒制黄精，酒能助其药势，使之滋而不腻，更好地发挥补益作用，酒制黄精偏于润肺益肾。临床上可用于久病虚羸，阴血不足，肾虚腰痛。所以说常服酒制黄精能防治腰椎病。

（杨淑雯、顾膺、潘东华）

40. 为什么猪腰煲杜仲能治腰痛?

答：杜仲（图 78）为杜仲科植物杜仲的树皮，味甘，性温，归肝、肾经，有补肝肾、强筋骨的作用。临床上常用于腰肌劳损、骨质增生、风湿性关节炎、腰腿痛等。

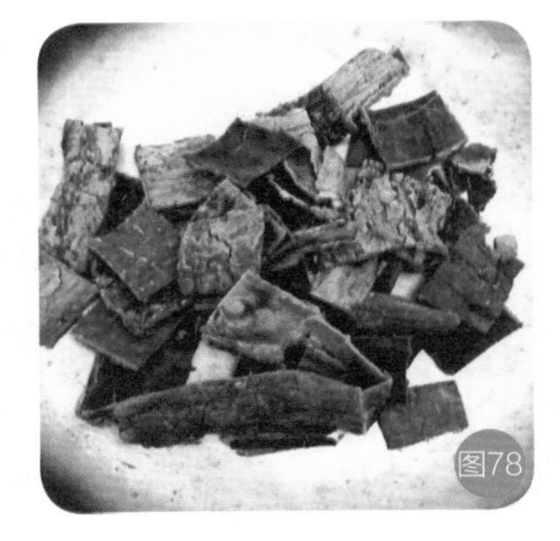
图78

千百年来中医就有“以形补形”的说法，所以用猪腰煲杜仲能补肝益肾，强筋健骨，对肾虚引起的腰痛起到一定的治疗作用。但要注意动物的内脏胆固醇含量很高，对血脂异常、患有心血管疾病等的朋友是禁忌。

（杨淑雯、顾膺、潘东华）

41. 为什么木瓜酒能治疗颈肩腰腿疼痛麻木？

答：木瓜（图79）为蔷薇科植物贴梗海棠和榠楂的成熟果实。木瓜味酸，性温，归肝、脾经，可舒筋活络，和胃化湿，有抗炎消肿、松弛横纹肌的作用。临床用于肌肉、关节风湿病。白酒性温，味甘、苦、辛，具有散寒气、活血通脉之功效。

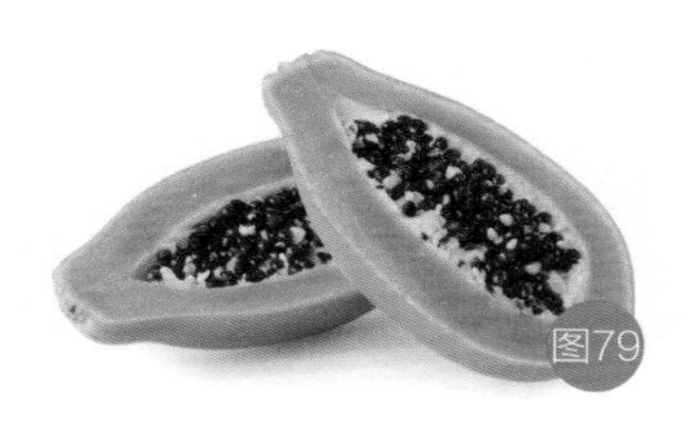
图79

用木瓜60克，白酒500克，浸泡1周，便得木瓜酒。酒能助木瓜之药力，起到祛风活血的作用，主要用于风湿痹痛，筋脉拘挛，四肢麻木，关节不利。所以木瓜酒能治疗颈肩腰腿疼痛麻木。

（杨淑雯、顾膺、潘东华）

42. 为什么羊脊炖生姜枸杞能治疗肾虚腰背痛？

答：宁夏枸杞与琼珍灵芝、长白山人参、东阿阿胶并称为中药四宝。《食疗本草》曰："坚筋耐老，除风，补益筋骨，能益人，去虚劳。"枸杞味甘，性平，归肝、肾经，可养阴补血，益精明目。肾虚长期腰背痛的人，食用枸杞效果很好。

生姜味辛，微温，可以消除因肾虚而寒邪入络的各种不适。

羊脊具有温中暖下，祛风湿、强筋壮骨之功效。

羊脊炖生姜枸杞，肉嫩汁鲜，还可以治疗肾虚腰背痛，更适合冬天食用。

（杨淑雯、顾膺、潘东华）

43. 为什么山萸肉炖甲鱼能治疗阴虚腰背痛?

答：山萸肉为山茱萸科植物山茱萸除去果核的果肉，味甘、酸，性温。归肝、肾经，可补益肝肾，收敛固涩，是扶助正气、滋补肝肾的要药。临床上可用于肝肾两虚引起的腰膝酸软、腰背疼痛。

甲鱼味咸，性平，归肝、肾经，可滋阴潜阳、散结消痞、补肾健骨。

山萸肉炖甲鱼具有滋补肝肾、滋阴凉血活血的功效，是适合春季调理阴虚腰背痛的食疗方式。

（杨淑雯、顾膺、潘东华）

44. 为什么生姜山药薏米粥能治寒湿腰背痛？

答：生姜味辛，微温，含挥发油，能舒张末梢毛细血管，促进血循环，产生全身温暖感，身上毛孔张开把身上的热量带走，同时把肌体内的湿气、寒气带出。

山药又名怀山药，味甘，性平，归脾、肺、肾经，可补脾胃，益肺肾。山药中的钙，对伤筋损骨、骨质疏松有极好的疗效。

薏米味甘、淡，微寒，临床有祛风湿、强筋骨、补正气、利尿、消水肿等作用。

生姜山药薏米配合煮粥可以祛风除湿，强筋健骨，治疗寒湿腰背痛。但需注意，山药有收敛作用，感冒、大便燥结者忌用。

（杨淑雯、顾膺、潘东华）

45. 为什么葛根木瓜生姜猪脊汤能缓解颈部僵痛？

答：葛根味甘、辛，性凉。解表退热，生津，透疹，升阳止泻。临床上可治疗项背强痛。

木瓜味酸，性温，归肝、脾经，有舒筋活络、松弛横纹肌的作用。用于风湿痹痛、肌肉痉挛等症。

生姜味辛，微温，可以消除寒邪入络引起的各种不适，使肌肉由张变弛，舒筋活血，缓解疼痛。

葛根木瓜生姜与猪脊煲汤可舒筋活络，消除寒邪，填补精髓，从而缓解颈项部僵硬疼痛。

（杨淑雯、顾膺、潘东华）

46. 为什么五红汤（红山楂、红枣、红枸杞、红花生、红丹参）能缓解椎动脉型颈椎病头晕？

答：椎动脉型颈椎病患者，因病变累及椎动脉，使椎－基底动脉系统供血不足，可产生头晕症状。

山楂具有扩张血管、活血化瘀、抗氧化及抗脑缺血的作用。红枣是滋补良药，有强筋壮骨、补血行气、滋颐润颜的功效。红枸杞可以养阴补血，益精明目。

红花生比传统花生富含更多的铁元素，不饱和脂肪酸含量也很高，有补血、养颜之功效。

红丹参为唇形科植物丹参的根，味苦，性微寒，有活血祛瘀、改善微循环、提高耐缺氧力的作用。

山楂、红枣、红枸杞、红花生、红丹参合用，能缓解椎动脉型颈椎病头晕。

（杨淑雯、顾膺、潘东华）

47. 为什么说常食黑米能防治腰腿痛?

答：明代医学家张景岳有句名言：“久腰痛，肾必虚。”也就是说，长期患腰痛，肾气必定是虚衰的。而肾主腰腿，所以肾虚会导致腰腿痛或麻痹。

黑米富含蛋白质、碳水化合物、B 族维生素、维生素 E、钙、磷、钾、镁、铁、锌锰、锌等营养元素，具有丰富的营养。

明代李时珍的《本草纲目》记载，黑米能“健脾胃、滋肾水、止肝火、养颜色、乌须发，久服可强身延年”。黑米所含 B 族维生素、蛋白质均比普通粳米高出 2~7 倍，对流感、咳嗽、气管炎、脱发、白发、贫血、肝病、肾病患者均有医疗保健等功效；可入药入膳，对头昏目眩、腰膝酸软、夜盲、耳鸣症疗效尤佳。长期食用可延年益寿。因此，人们俗称其为“药米”“长寿米”。由于它最适于孕妇、产妇等补血之用，又称“月米”“补血米”等。历代帝王也把它作为宫廷养生珍品，称为“贡米”。

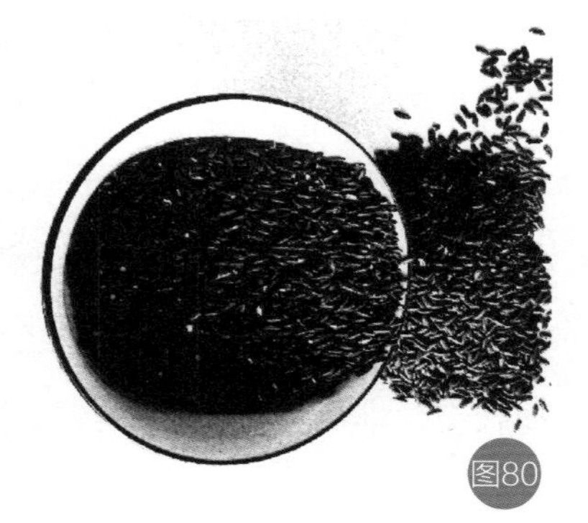

图80

现代医学证实，黑米（图 80）具有滋阴补肾、健脾暖肝、补益脾胃、益气活血、养肝明目等疗效。经常食用黑米，有利于防治头昏、目眩、贫血、白发、眼疾、腰膝酸软、肺燥咳嗽、大便秘结、小便不利、肾虚水肿、食欲不振、脾胃虚弱等症。由于黑米所含营养成分多聚集在黑色皮层，故不宜精加工，以食用糙米或标准三等米为宜。

（杨淑雯、麻浩珍、潘东华）

48. 为什么术后要喝当归补血汤煮猪蹄？

答：由于手术是一种创伤性的治疗方法，患者在手术后往往有不同程度的气血亏虚现象，中医食疗是术后调养身体的最后方法。术后的食疗目的是恢复体力、促进伤口愈合、对原发疾病起辅助治疗作用。脊柱相关疾病患者的术后调养代表食疗方是当归补血汤煮猪蹄（图 81）。食材：黄芪（图 82）30 克，当归（图 83）10 克，猪蹄 500 克。黄芪甘温，归肺、

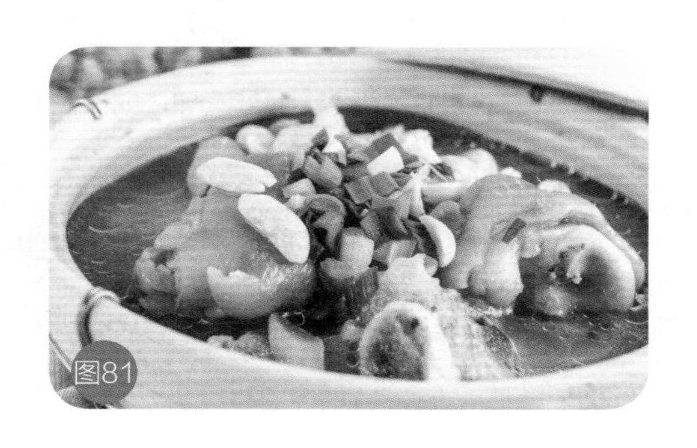
图81

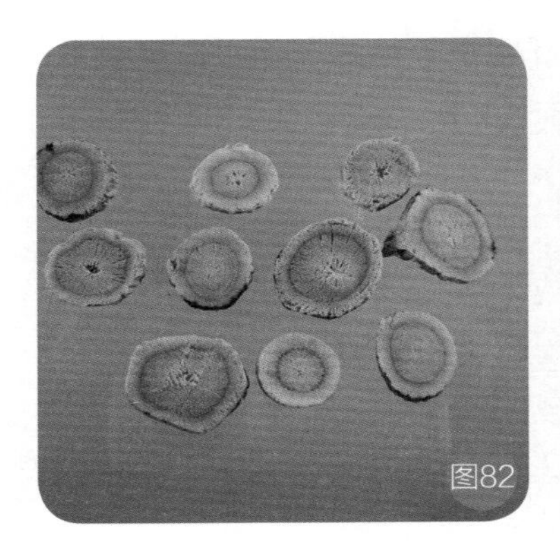
图82

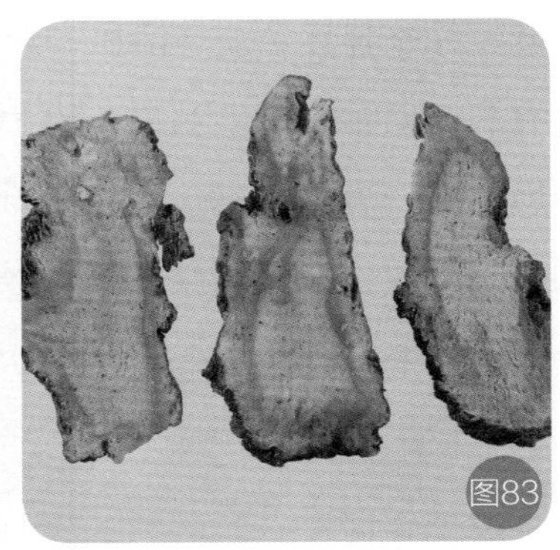
图83

脾经，有补中益气、利水消肿、托毒升肌之功效。当归味甘，性辛温，归肝、心、脾经，有补血活血、止痛、润肠通便之功效。猪蹄为血肉有情之品，味甘，性平，有滋阴补血、养筋壮腰之功，富含胶原蛋白，适合手术后及重病恢复期患者使用。三者合用，共奏补气生血、活血止痛、促进伤口愈合、预防感染、强壮筋骨之功。

当归补血汤煮猪蹄是术后调养身体之要方。具体做法：先将猪蹄洗净，开水滚几分钟去除肉腥味，然后换水煮开锅后慢火煮 3~4 个小时，把浮在汤上面的油撇掉，最后加入黄芪和当归再煮 1 个小时即可。吃肉喝汤，既是一道美味佳肴，又是术后补气血、强筋骨，促进神经、血管、软组织生长愈合之良药。所以术后一定要记得喝当归补血汤煮猪蹄。

（林廷文）

49. 为什么食疗能预防骨质疏松?

答：骨质疏松是骨量减少伴有骨组织微结构的破坏导致骨强度下降，骨脆性增高，因而骨折危险性增高的全身性代谢性骨病。临床表现为早期无疼痛，后期疼痛、脊柱变形、骨折、心肺功能障碍等。

骨质疏松属于中医学“痹证”“痿证”的范畴。《黄帝内经》认为，本病的发病根源在于肾。《素问·痹论》曰：“(骨)肾痹者，善胀，尻以代踵，脊以代头。”《素问·痿论》曰：“肾气热，则腰脊不举，骨枯而髓减，发为骨(痹)痿。”《素问·脉要精微论》曰：“腰者，肾之府，转摇不能，肾将惫矣。”“(肾)骨者，髓之府，不能久立，行则振掉，骨将惫矣。”以上均详细论述了肾对本病的重要性。肾主骨，主藏精。《医精经义》曰：“肾藏精，精生髓，髓生骨，故骨者，肾之所合也；髓者，精之所生也；精足则髓足，髓在骨内，髓足则骨强。”

目前用来预防和治疗骨质疏松的三大法是食疗、运动、晒太阳。食疗的大原则是补肾、补钙、调脾胃、强筋骨。调脾胃可以生气血，源源不断为肾提供精微物质；补肾可以生精，肾中精气充盛，则骨髓化生有源，骨才能得到骨髓的滋

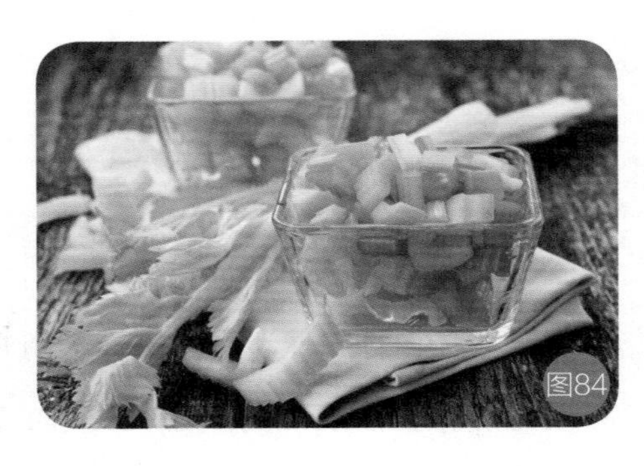
图84

养，骨矿含量正常而骨骼强健，从而达到预防和治疗骨质疏松的效果。

常用的药食同源之品有：虾米、芝麻、枸杞子、豆类、沙丁鱼、芹菜（图84）、核桃、松子、花生、鸡蛋、桑椹（图85）、马鹿茸、羊脊骨等。

常用食疗方有：核桃山药黑芝麻粥（图86）、生姜枸杞煲羊脊骨、虾米豆腐西红柿汤、松子腰果炒西芹、五黑粥（黑豆、黑芝麻、黑枸杞、黑米、黑桑椹）、五豆粥（黑豆、黄豆、蚕豆、红豆、花生豆）等。

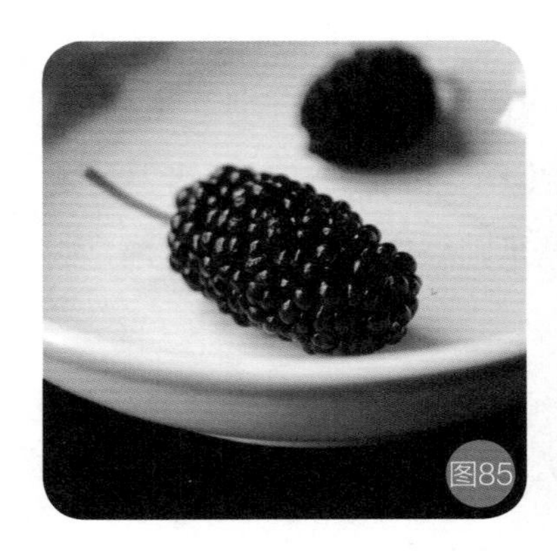
图85

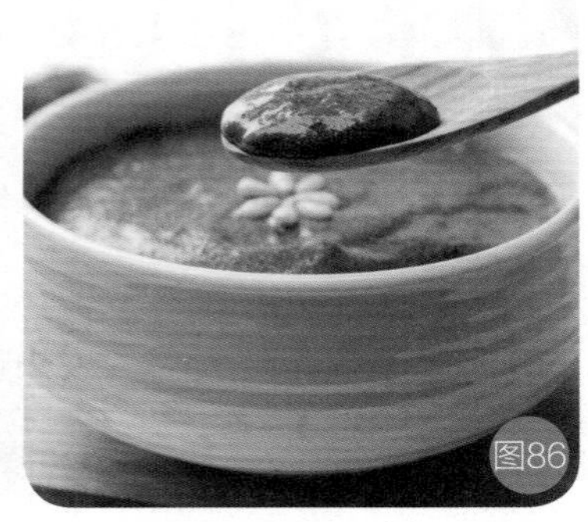
图86

（林廷文）

50. 为什么强直性脊柱炎患者要学会食疗保健?

答：强直性脊柱炎是一个累及脊柱的慢性炎症性的免疫病。本病起病缓慢而隐匿，早期往往是腰痛，疼痛位于骶髂关节处或臀部，逐渐加重并影响腰部活动，继而出现背痛和背部僵直感，静止后加重，经活动后可以明显减轻，最终脊柱出现驼背、颈强等畸形。强直性脊柱炎属于中医学“痹证”的范畴，有“骨痹”“肾痹”“腰痹”“竹节风”等名，认为与肝肾不足、精血亏虚、筋骨不坚、感受外邪有关。本病是一种慢性病，食疗是一种长期而无毒副作用的疗法，所以强直性脊柱炎患者应学会食疗保健，做好长期与疾病抗争的准备。一般从补肝肾、强筋骨、祛风湿、通督脉、扶阳气分期辨证论治就能收到很好的疗效。

常用的药食同源之品有：鹿茸、生姜、枸杞子、山药、杜仲、薏米、虫类食品、肉桂、山楂、巴戟天（图 87)、木瓜、黑豆、雪莲花、板栗等。

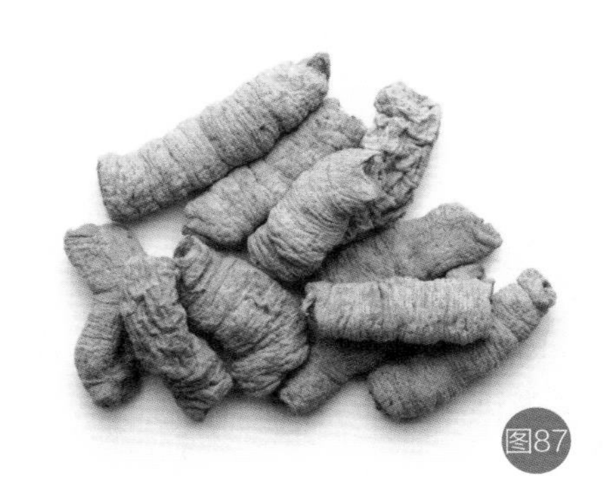
图87

常用食疗方有：黑

豆酒、雪莲花山药煲鸡汤、黑豆薏米山药粥、生姜枸杞茶等（图 88）。

（林廷文）

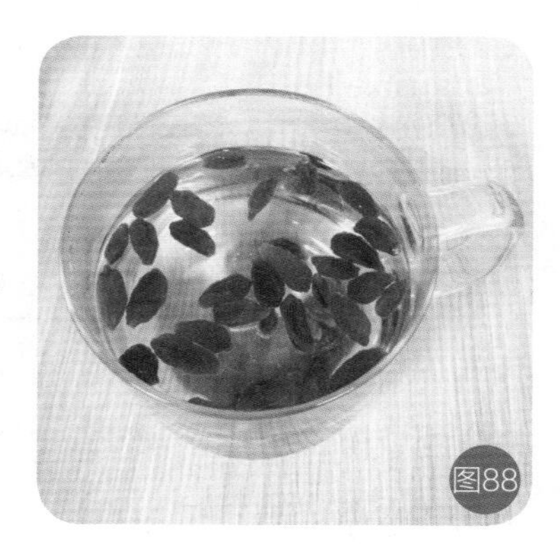
图88

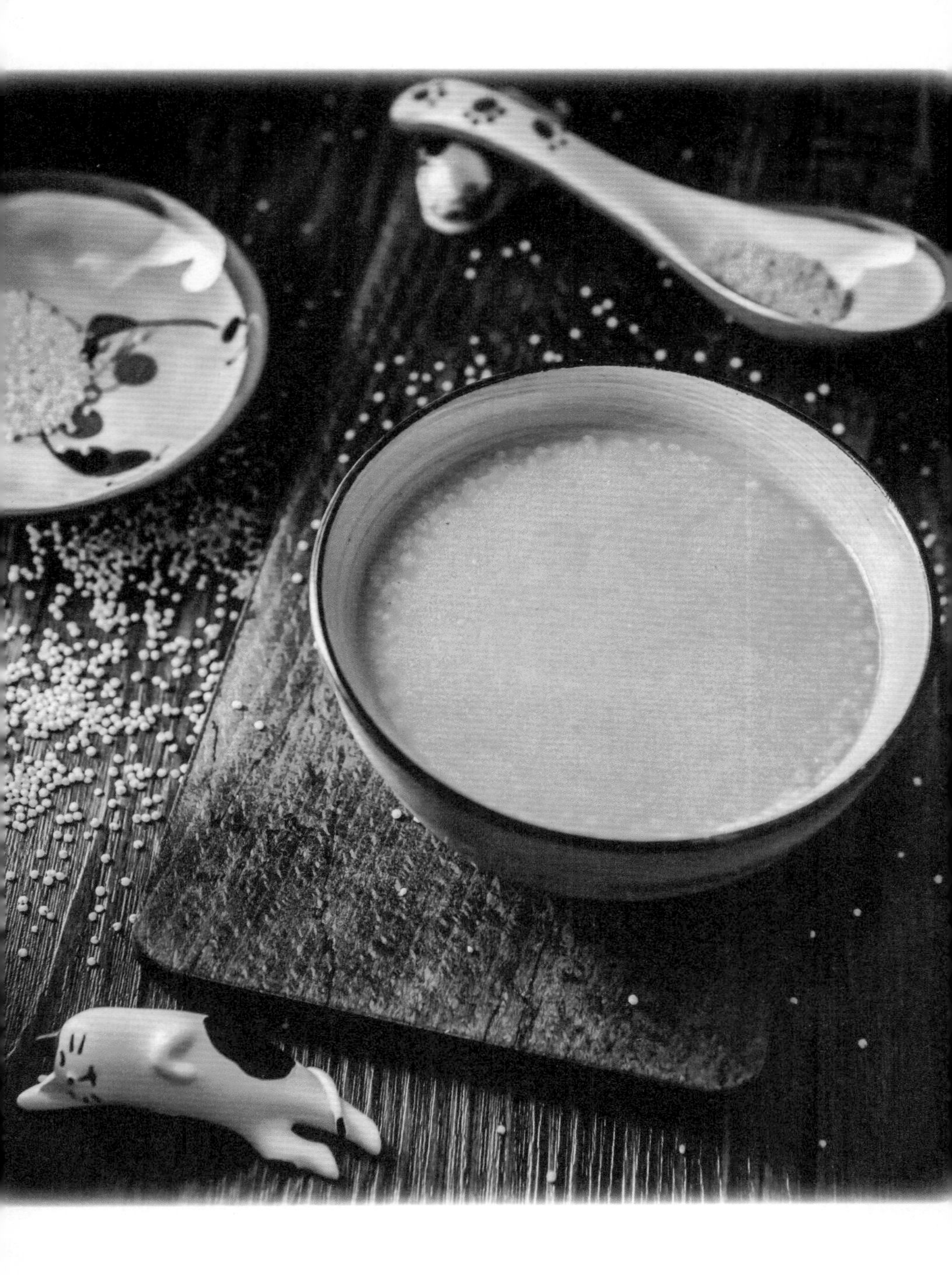

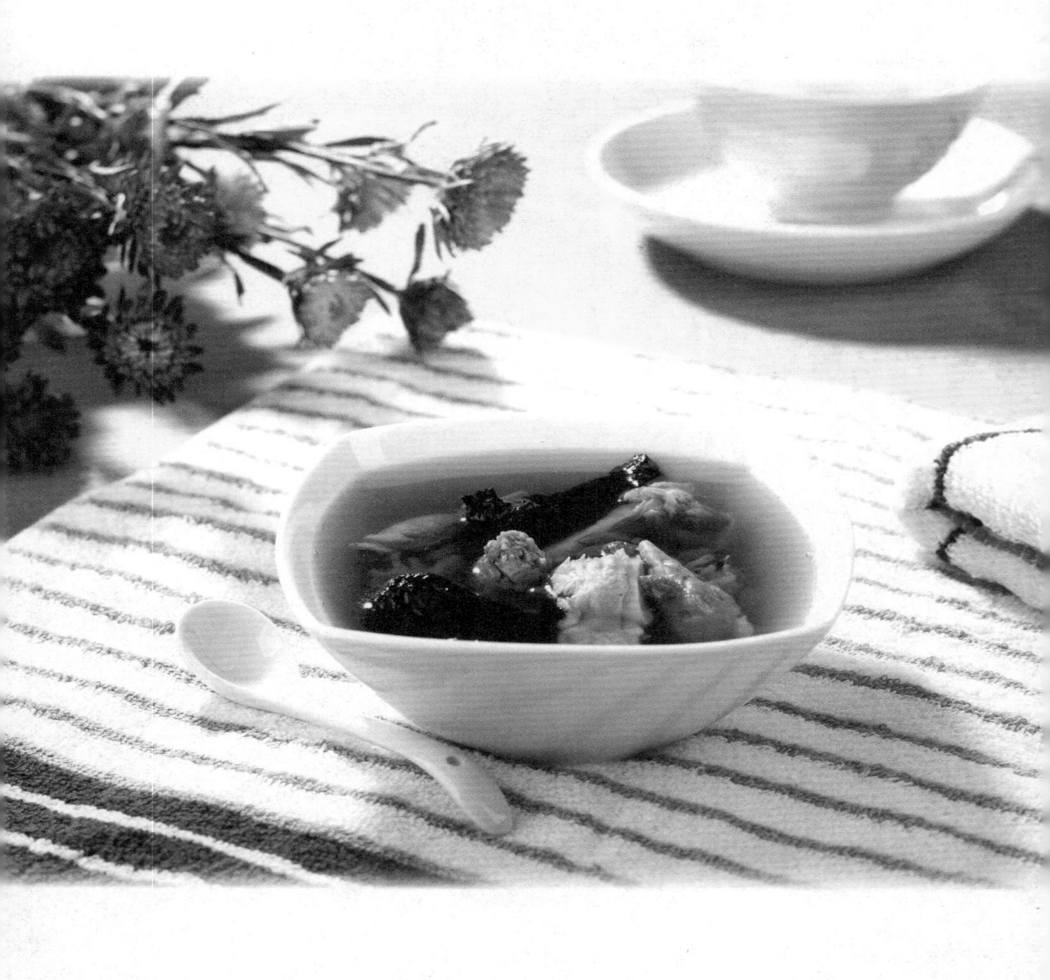